Ellen Heidböhmer

Gesund mit Olive

Ellen Heidböhmer

Gesund mit Olive

Ihre heilsame Urkraft ideal nutzen

herbig

Die Ratschläge in diesem Buch sind von Autorin und Verlag sorgfältig geprüft, dennoch kann keine Garantie übernommen werden. Jegliche Haftung der Autorin bzw. des Verlages und seiner Beauftragten für Gesundheitsschäden sowie Personen-, Sach- und Vermögensschäden ist ausgeschlossen.

Fotos: Shutterstock.com

MIX
Papier aus verantwortungsvollen Quellen
FSC® C015829
FSC
www.fsc.org

Umschlaggestaltung: STUDIO LZ, Stuttgart
Umschlagmotive: AdobeStock
Lektorat: Ulrike Burgi, Köln
Satz: DOPPELPUNKT, Stuttgart
Druckvorstufe: Heartwork Media, Germering
Druck und Bindung: Printer Trento SRL, Trento
Printed in Italy
ISBN 978-3-7766-2817-3

www.herbig-verlag.de

Inhalt

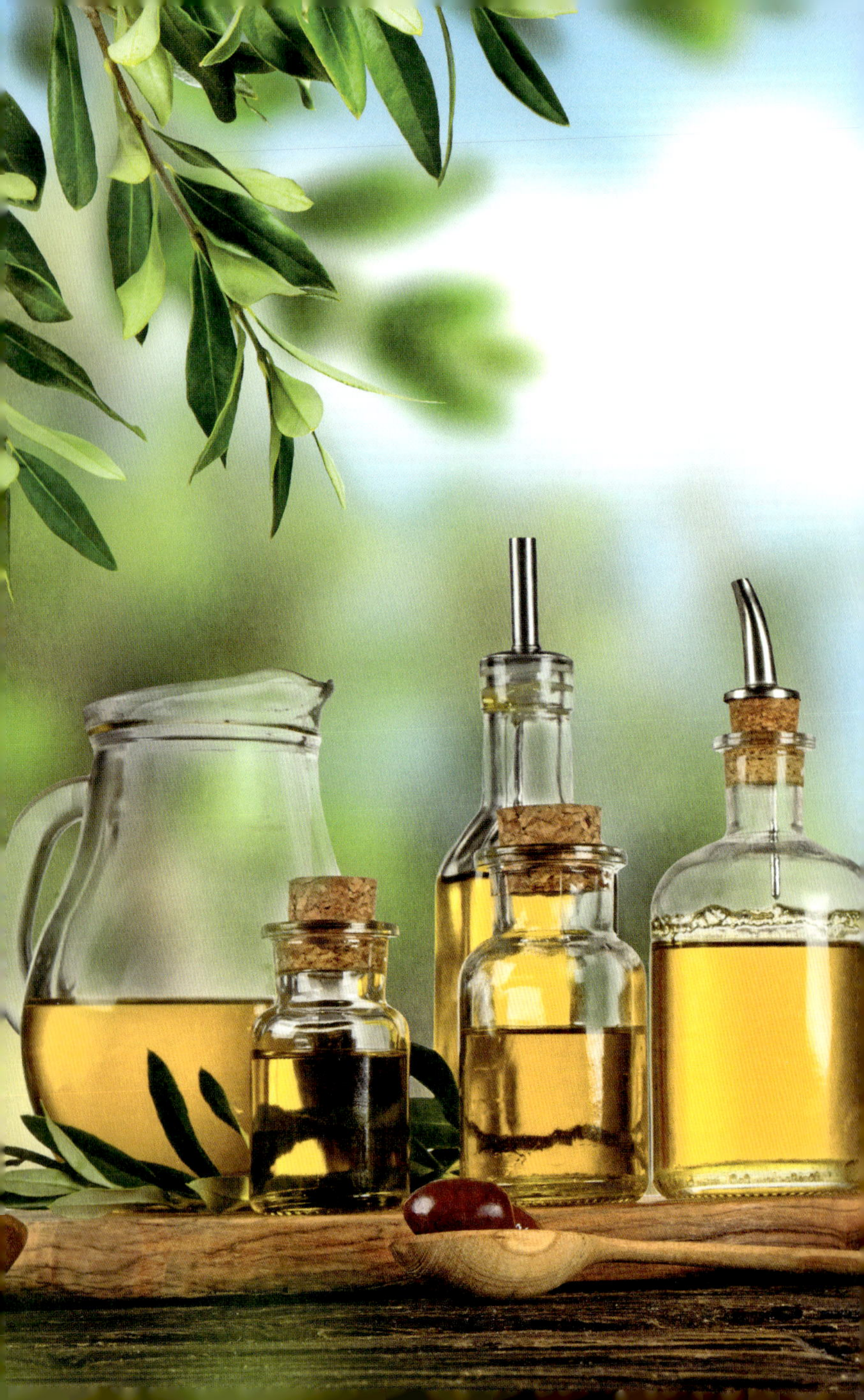

❮ Ein Universalgenie: Von der Olive lassen sich sowohl Früchte, Blätter, Öl und Holz verwenden.

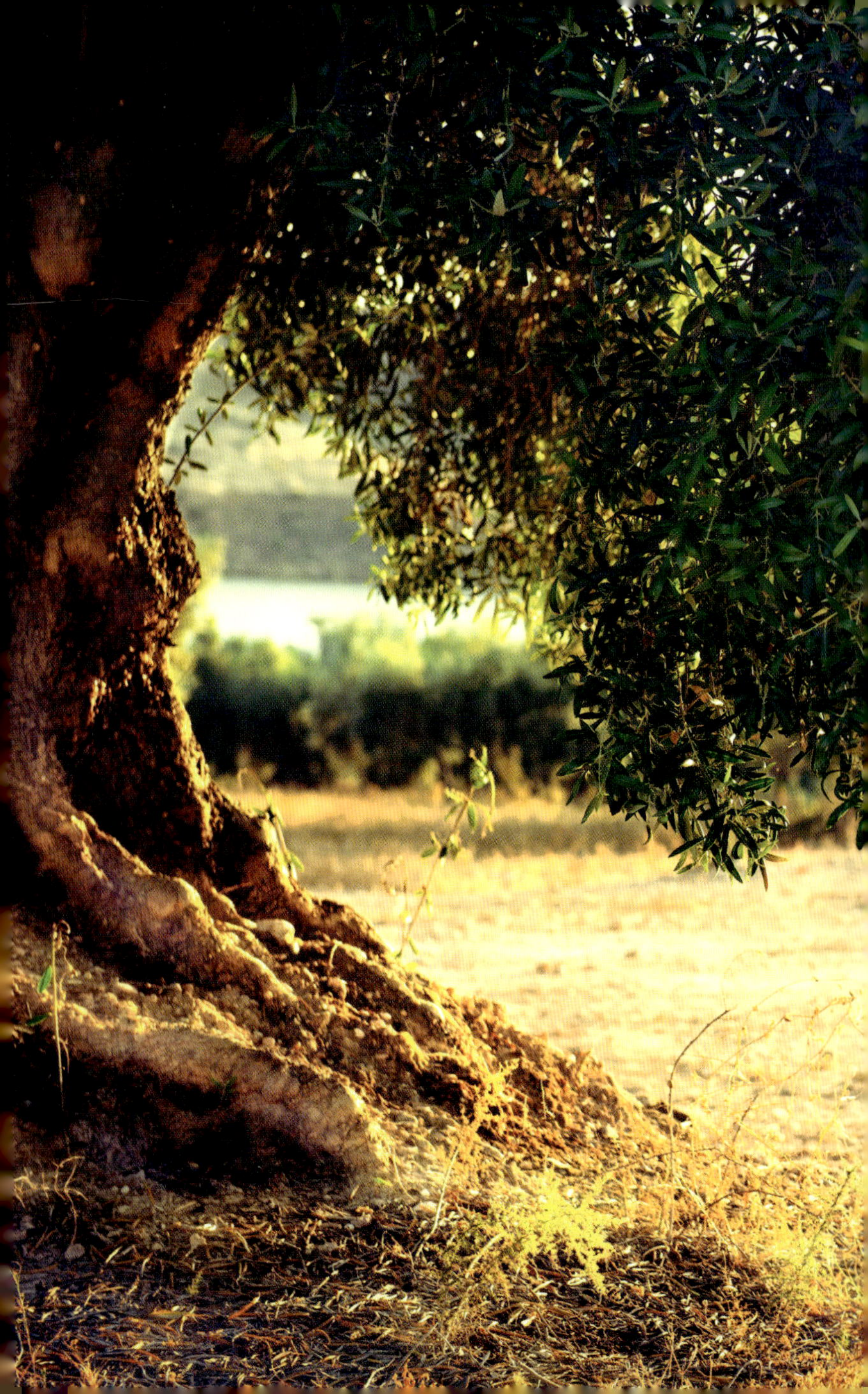

Einleitung

Der Olivenbaum ist sicher das wertvollste Geschenk des Himmels.

Thomas Jefferson, Präsident der Vereinigten Staaten (1743–1826)

Der Olivenbaum zählt zu den ältesten Heil-, Nutz- und Kulturpflanzen der Welt. Verwandt ist er u.a. mit der Esche, einem der höchsten Laubbäume Europas, und mit so wohlriechenden Gehölzen und Sträuchern wie dem Flieder und dem Jasmin.

Woher genau die Gattung der Ölbäume stammt, ist nicht geklärt. Zur Auswahl stehen Asien, Mesopotamien und der Mittelmeerraum. Heute ist Europa das Zentrum der weltweiten Olivenproduktion. Olivenbäume sind inzwischen verbreitet bis nach Australien, Japan und Lateinamerika. Sie werden sogar am Rand des Himalaja angebaut.

Die Widerstandsfähigkeit und die Langlebigkeit des Olivenbaums sind legendär. Weder Naturgewalten noch Krankheit noch Vernachlässigung können ihm etwas anhaben. Wer einen Olivenbaum pflanzt, sorgt damit für das Auskommen seiner Kinder, Enkel und Urenkel.

Die Geschichte des Olivenbaums ist eng mit der Geschichte der Menschheit verbunden: Die Göttin Athene schenkte den Menschen den Olivenbaum und damit Nahrung, Öl und Holz. Oliven waren tägliches Nahrungsmittel, Olivenblätter und Olivenöl wurden zu Heilzwecken verwendet, aus dem Holz entstanden Gebrauchsgegenstände, Haushaltswaren und Musikin-

‹ Jahrtausendealte Wurzeln: Olivenbäume können sehr alt werden.

strumente. Im alten Ägypten wurden die Kranken mit Olivenöl behandelt und die Toten damit gesalbt. Olivenzweige dienten als Grabbeigabe.

Die Völker des Mittelmeerraums zollen dem Olivenbaum bis zum heutigen Tag heiligen Respekt, er wird in zahlreichen Sagen und Legenden besungen. Es ist kein Zufall, dass Olivenbäume häufig in der Nähe von Kirchen stehen: Dem Olivenbaum wird Gottesnähe und Gottesweisheit zugeschrieben. Gottesweisheit, so heißt es, zeigt sich auch in den zahlreichen Geschenken, die der Olivenbaum den Menschen macht.

Auf den folgenden Seiten haben Sie die Gelegenheit, sich von seinen Heilkräften zu überzeugen, die wohltuende Wirkung der Olive auf Haut und Haare auszuprobieren und Ihre Familie mit ungewöhnlichen Koch- und Backrezepten zu verwöhnen. Ich wünsche Ihnen viel Freude dabei!

Olivenbäume sind sehr ästhetische Pflanzen. ›

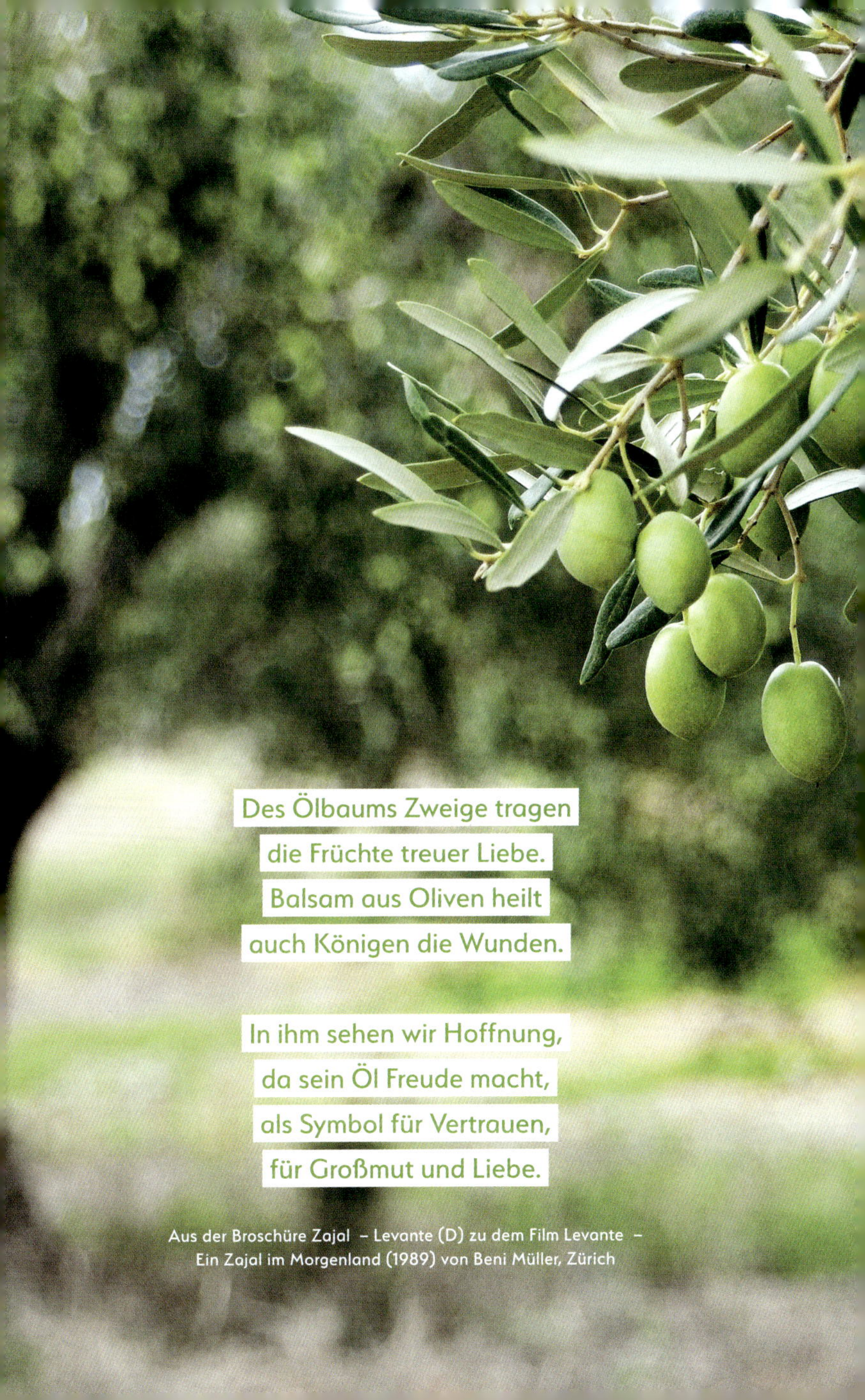

Des Ölbaums Zweige tragen
die Früchte treuer Liebe.
Balsam aus Oliven heilt
auch Königen die Wunden.

In ihm sehen wir Hoffnung,
da sein Öl Freude macht,
als Symbol für Vertrauen,
für Großmut und Liebe.

Aus der Broschüre Zajal – Levante (D) zu dem Film Levante – Ein Zajal im Morgenland (1989) von Beni Müller, Zürich

Oliven und Olivenöl als Nahrungs- und Heilmittel

Oliven sind außergewöhnlich nahrhaft und reich an Vitaminen, Mineralstoffen und Spurenelementen. Sie enthalten genauso viel Kalzium wie Kuhmilch, aber wesentlich mehr Vitamin A als diese.

Der hohe Gehalt an Vitamin E im Olivenöl (fünfmal so hoch wie der von Butter) unterstützt die Gehirnentwicklung, verzögert den Alterungsprozess des Körpers und erhält die Feuchtigkeit der Haut.

Der Nährwert von Olivenöl entspricht dem Nährwert anderer Öle, allerdings weist die Zusammensetzung der Fette eine Besonderheit auf: Sie ist der Zusammensetzung der Fette in der Muttermilch auffallend ähnlich. Nur Muttermilch wird vom Organismus noch besser verdaut als Olivenöl.

Als einziges Speiseöl wird Olivenöl aus dem Fruchtfleisch und nicht aus den Samen der Frucht gewonnen, daher die einzigartige Komposition und der hohe Gehalt an ungesättigten Fettsäuren. Olivenöl ist deutlich besser verdaulich als Butter und andere Fette, es wird tatsächlich am besten von allen Speiseölen vom Darm aufgenommen. Außerdem erleichtert es dem Körper die Aufnahme von Vitaminen.

Die im Olivenöl enthaltenen Sterole (sekundäre Pflanzenstoffe) sind in ihrer chemischen Struktur dem Cholesterin sehr ähnlich. Sie verringern im Dünndarm die Aufnahme von Cholesterin ins Blut, der Körper greift auf seine eigenen Reserven zurück, so sinkt der Cholesterinspiegel.

Wenn Sie regelmäßig Olivenöl verzehren, nimmt das »schlechte« Cholesterin im Körper ab und das »gute« bleibt erhalten. Hier hat Olivenöl einen entscheidenden Vorteil gegenüber cholesterinsenkenden Medikamenten, die in der Regel gleich beide Arten von Cholesterin senken.

Historischer Abriss

Seit der Frühgeschichte der Menschheit haben Oliven jede im Mittelmeerraum beheimatete Kultur geprägt.

Vor ca. 50.000 Jahren

Auf den Ägäischen Inseln gibt es kultivierte Olivenbäume. Fossilierte Olivenblätter wurden auf Santorini und Nisiros gefunden.

Ca. 6000 v. Chr.

Die Menschen in Kleinasien entdecken, dass sich die Triebe des Oleasterbaums (ein wild wachsender Ölbaum) veredeln lassen. Aus den kleinen, bitteren Früchten wird Öl gewonnen.

Ca. 3500 v. Chr.

Die Tafelolive ist auf Kreta Nahrungsmittel und dient der Gottesverehrung. Archäologen fanden in der Umgebung von Zakros Oliven, deren Fleisch sogar noch vorhanden war.

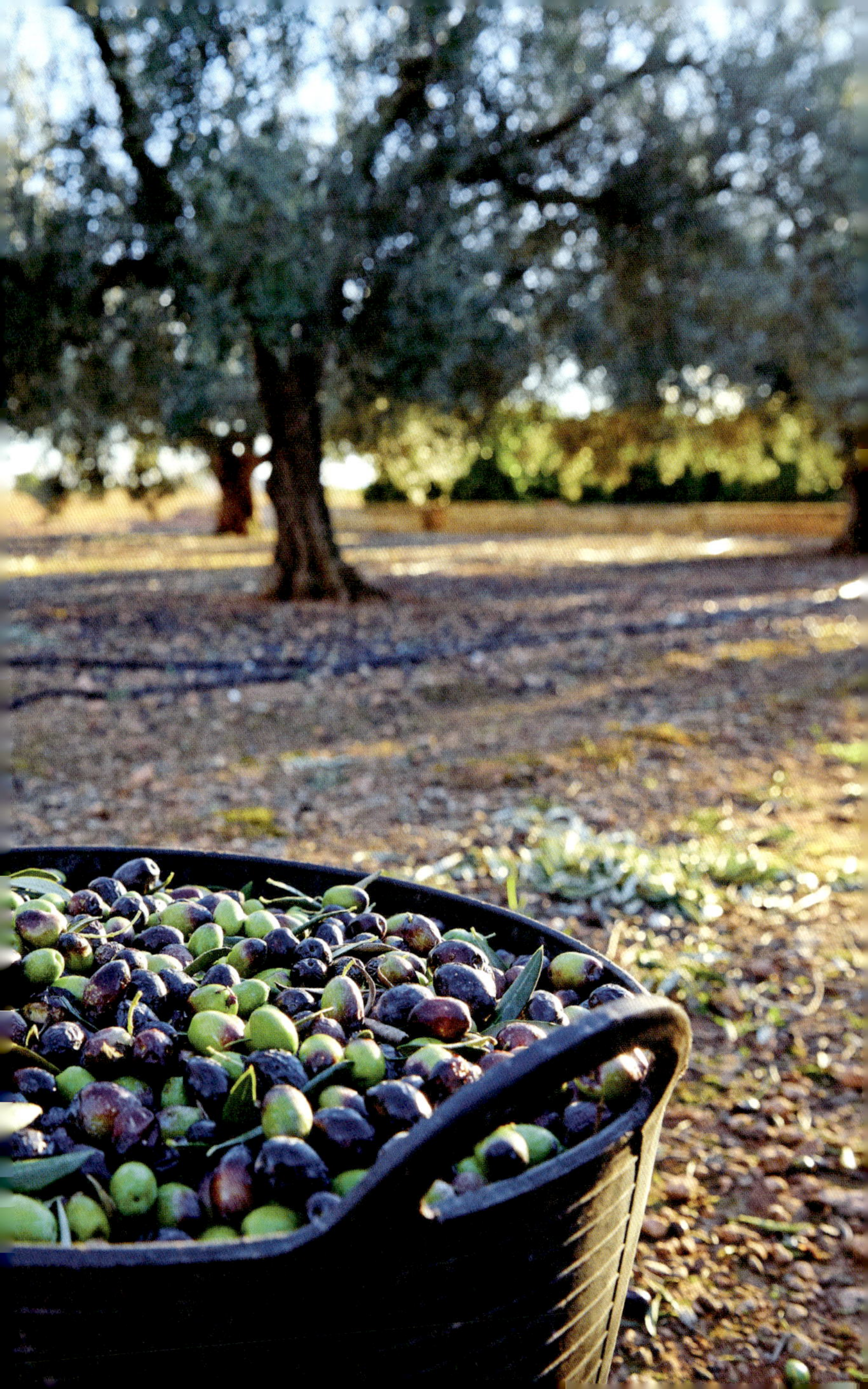

Ca. 3000 v. Chr.
Der Ölbaum wird in Griechenland kultiviert.

In der ägyptischen Kultur gilt die Olive als Symbol für alles, was die Menschen als glücksbringend und heilig betrachten. Für die Ägypter ist der Ölbaum ein Geschenk der Götter an die Menschen.

Ca. 2000 v. Chr.
Auf Kreta werden Olivenbäume systematisch angepflanzt.

Die Olive ist Nahrungsmittel und Opferbeigabe.

Ca. 1250 v. Chr.
Der ägyptische Herrscher Ramses II. soll mit Olivenöl jegliche Arten von gesundheitlichen Beschwerden behandelt haben.

Ca. 700 v. Chr.
Die Sieger der Olympischen Spiele in Griechenland werden mit einem Kranz aus wilden Olivenzweigen belohnt.

Ca. 600 v. Chr.
In Athen werden Bestimmungen für den Olivenanbau erlassen.

Ca. 500 v. Chr.
Der Olivenbaum wird in Italien und Spanien heimisch.

Ca. 400 v. Chr.
Der griechische Arzt Hippokrates preist Olivenöl wegen seiner gesundheitsfördernden und heilenden Eigenschaften.

Der griechische Philosoph Demokrit soll gesagt haben, mit Honig innerlich und Olivenöl äußerlich bleibe der Mensch gesund.

❮ Ein voller Korb schmackhafter Oliven, frisch geerntet.

Ca. 100 v. Chr.

Italien ist das Land mit den meisten Olivenbäumen in Europa.

Ca. 500 n. Chr.

Der Hafen von Konstantinopel wird als ein wichtiger Umschlagplatz für Olivenöl erwähnt. Das Öl wird in Amphoren aus Ton verschifft.

Ca. 700 n. Chr.

Die Mauren erobern Hispanien und verfeinern die dort bekannten Methoden der Olivenölgewinnung.

Ca. 1150 n. Chr.

Die Äbtissin und Universalgelehrte Hildegard von Bingen empfiehlt vor allem die Blätter und das Holz des Olivenbaums. Sie behandelt Gicht mit einem Tee aus der Rinde des Olivenbaums, Magenverstimmungen und Verdauungsbeschwerden mit einem Tee aus Olivenblättern und nutzt die Heilkraft des Öls für äußere Anwendungen bei Schmerzen und Geschwulsten. Von der Einnahme des Öls rät sie ab. Es rufe Übelkeit hervor und mache die Speisen ungenießbar.

15./16. Jahrhundert

Portugiesische und spanische Eroberer bringen den Olivenbaum in die Neue Welt.

Ca. 90 % aller Oliven werden zu Olivenöl verarbeitet. Die restlichen 10 % kommen als Tafeloliven in den Handel.

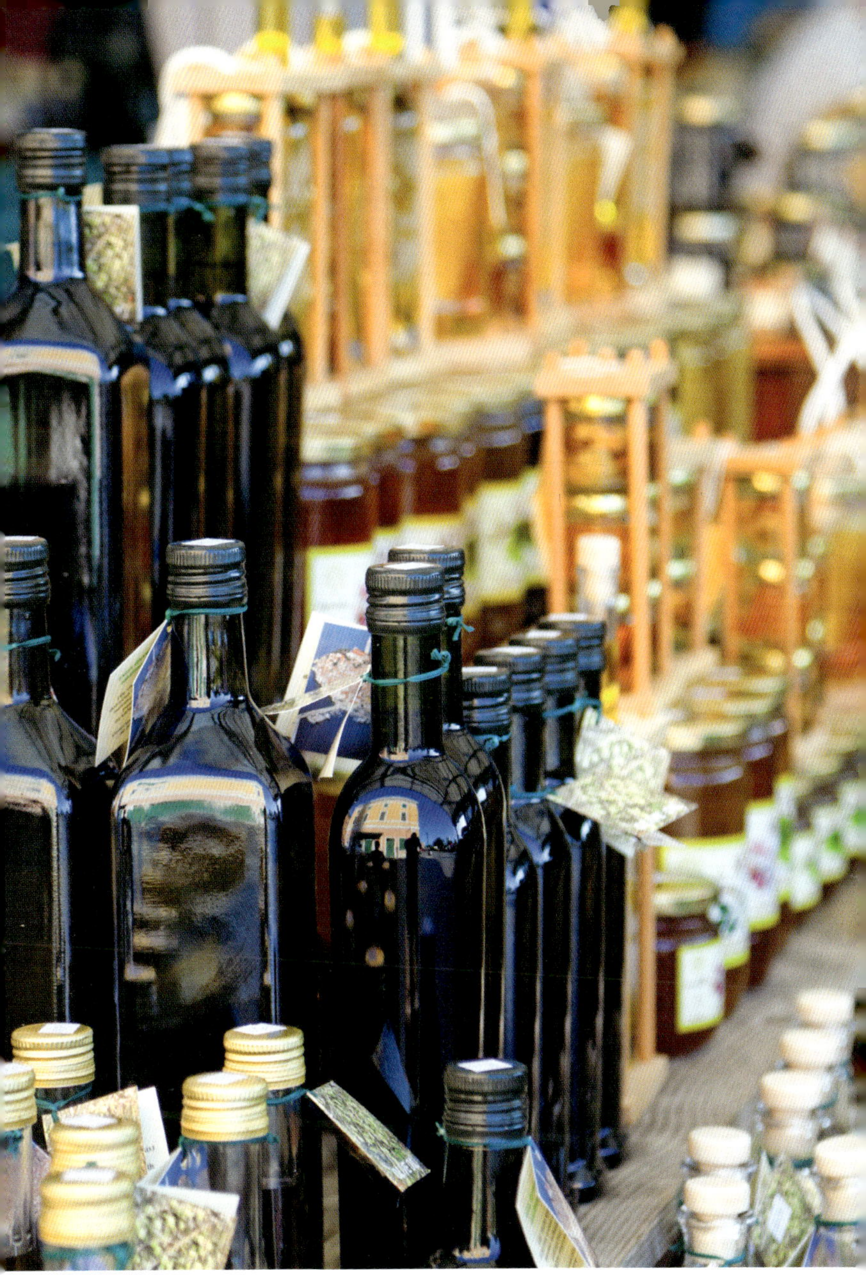

^ Marktstand mit Olivenöl: Die Auswahl ist groß.

Bis heute

Spanien der größte Olivenproduzent der Welt – mit mehr als 300 Millionen Olivenbäumen (44 % des weltweiten Angebots an Olivenöl) und über 260 Sorten Olivenöl, gefolgt von Italien und Griechenland. Das größte zusammenhängende Olivenanbaugebiet der Welt befindet sich in Andalusien. Hier werden 80 % der spanischen Oliven angebaut.

Der größte Teil des produzierten Olivenöls verbleibt in den Herstellungsländern. Der Pro-Kopf-Verbrauch lag im Jahr 2016 bei 14,9 Litern in Griechenland, 11,5 Litern in Spanien und 10,5 Litern in Italien. Zum Vergleich: In Deutschland wird pro Kopf weniger als ein Liter Olivenöl im Jahr verbraucht.

Mythen und Legenden

Um die Herkunft des Ölbaums ranken sich zahlreiche Mythen und Legenden. Einige der bekanntesten dieser Geschichten können Sie hier nachlesen:

Arche Noah

Die Taube, die Noah nach der Sintflut aus der Arche entließ, kam mit einem frischen Olivenzweig im Schnabel zurück.

Die Bibel erwähnt den Ölbaum zudem als erste Pflanze nach der Sintflut.

Heilige Haine

Überall in Griechenland gibt es heilige Bezirke, die mit Olivenbäumen bepflanzt sind. Hier wurde Schutzsuchenden Asyl gewährt. Wer einem Olivenbaum Schaden zufügte, wurde mit dem

Tod bestraft oder verbannt. Alte Olivenhaine sind zu erkennen an der Dicke der Bäume und an den beeindruckenden Wurzeln. Das Tiefgrün und das Silbergrau der Bäume in einem Olivenhain soll positiv auf die Seele wirken.

Hera

Der Legende zufolge hat Hera eine Salbe aus Olivenblättern als Aphrodisiakum verwendet, um Zeus zu verführen und zu ihrem Gemahl zu machen.

Ilias

In der Ilias reibt die Liebesgöttin Aphrodite den toten Hektor mit einem Olivenöl ein, das mit Rosenblättern aromatisiert war. Homer preist das Olivenöl als flüssiges Gold.

Olympische Spiele

Die allererste olympische Flamme soll mit Olivenöl gebrannt haben.

Homer berichtete von einem Kranz aus Olivenzweigen, einem Symbol des Friedens und der Stärke, der den Siegern der Olympischen Spiele aufgesetzt wurde. Außerdem erhielten zur Belohnung einige Amphoren Olivenöl.

Die Olivenzweige stammten von der sogenannten Kranz-Olive, die Herkules nach Bestehen seiner zwölf Sportprüfungen gepflanzt haben soll.

Tempel Salomons

Auf den Toren des Tempels des weisen Königs Salomon in Jerusalem sollen zum Schutz des Friedens Olivenzweige abgebildet gewesen sein.

Wettstreit der Götter

Athene, die Göttin der Weisheit, und Poseidon, der Gott des Meeres, stritten darum, wer von ihnen Namenspatron der wichtigsten Stadt ihrer Zeit werden sollte. Göttervater Zeus wollte denjenigen dazu bestimmen, der den Einwohnern das nützlichste und wertvollste Geschenk machte.

Poseidon erschuf einen Brunnen für die trockene Gegend, aus dem Salzwasser floss. Athene stieß ihre Lanze in den Boden, und es wuchs ein Ölbaum, der den Einwohnern Nahrung, Öl und Holz schenkte. Also wurde die Stadt nach ihr, Athen, benannt.

Jener Baum, so heißt es, war der erste Ölbaum der Welt. Dort, wo er gewachsen ist, befindet sich sogar heute noch ein Olivenbaum.

Symbolik und Verwendung

Ägypten

Die Ägypter schreiben dem Olivenöl schützende Wirkungen zu und verwenden es als Balsam.

Das Olivenblatt wird als Symbol des Himmels betrachtet. Mit einem Extrakt aus Olivenblättern mumifizieren die Ägypter ihre verstorbenen Könige.

China

Laut einer alten chinesischen Tradition wirkt Olivenholz gegen Gifte.

Griechenland

In Griechenland gilt der Olivenbaum als heiliger Baum. Er symbolisiert Frieden, Ruhm und Weisheit – die olympischen Ideale. Das erste olympische Feuer war ein brennender Olivenzweig. Jeder Olivenbaum, so heißt es, hat eine eigene Persönlichkeit und jede Rinde eine andere Wuchsform. Kein Baum gleicht dem anderen.

Ismaeliten

In dieser islamisch-schiitischen Religionsgemeinschaft gilt der Olivenbaum als heilig und symbolisiert ewige Gastfreundschaft und das Paradies.

Japan

In Japan steht der Olivenbaum für Sieg. Für die shintoistische Mythologie ist Öl das ursprüngliche Wasser, aus dem alles entstanden ist.

Jüdische Liturgie

Alle Lampen, die die Anwesenheit Gottes in den Synagogen bezeugen, müssen mit Olivenöl gespeist werden.

Zypern

Neugeborene erhielten ihr erstes Trinkwasser auf einem Olivenblatt, damit sie in ihrem Leben nie durstig würden.

Verstorbenen wurden drei Olivenzweige mit ins Grab gelegt, damit sie das ewige Leben hätten.

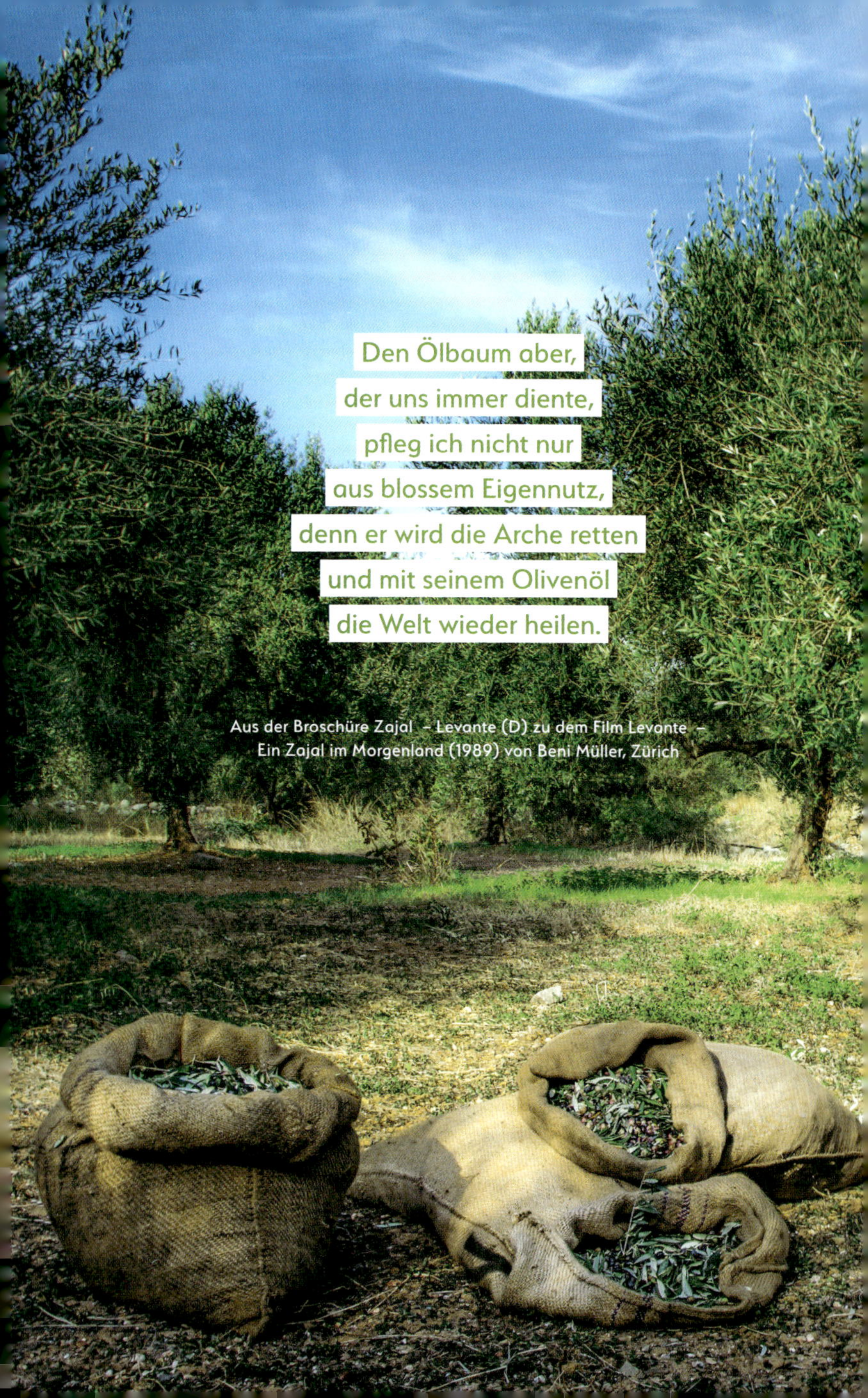

Den Ölbaum aber,
der uns immer diente,
pfleg ich nicht nur
aus blossem Eigennutz,
denn er wird die Arche retten
und mit seinem Olivenöl
die Welt wieder heilen.

Aus der Broschüre Zajal – Levante (D) zu dem Film Levante – Ein Zajal im Morgenland (1989) von Beni Müller, Zürich

Wissenswertes und Kurioses

Die Bibel ist voll von Verweisen auf Olivenöl. Im Alltag der Menschen spielte dieses Öl eine bedeutende Rolle als Nahrungs- und Heilmittel sowie als Brennstoff.

- Jesus wurde im Schutz eines Olivenbaumes geboren, in einem Olivenhain verraten und sein Kreuz bestand aus Oliven- und Zedernholz.
- Aus den Aufzeichnungen des griechischen Geschichtsschreibers Herodot (ca. 485–ca. 425 vor Christus) geht hervor, dass nur Jungfrauen und Eunuchen Olivenbäume kultivieren durften. Blätter und Zweige des Olivenbaums wurden zu Herodots Zeit als Matratze verwendet.
- Im Hebräischen ist Olivenöl ein Zeichen für das Ewige. Die Bezeichnung »Reines Olivenöl« wird auch benutzt, um einen guten Menschen zu beschreiben.
- Der Olivenzweig ist das Symbol der Vereinten Nationen.
- Die Olive ist von jeher ein Symbol für Frieden und Wohlstand. Olivenbäume gedeihen nicht in Gebieten, wo Chaos und Krieg herrschen. Es heißt, in den zehn bis 15 Jahren, bis ein Olivenbaum die volle Reife erreicht hat, will er umhegt und gepflegt werden und verlangt den vollen Einsatz seines Besitzers.
- In der Türkei hat ein Fußballspieler einer unteren Liga für eine »Ablösesumme« von zehn Litern Olivenöl für einen Monat den Verein gewechselt. Er wollte auf eine Bezahlung verzichten, weil ihm das Engagement am Herzen lag. Die Dorfbewohner bedankten sich, indem sie Olivenöl für ihn sammelten.
- Seit 2012 findet jährlich in Madrid die World Olive Oil Exhibition statt, wo sich Produzenten, Händler und Zwischenhändler treffen.

Botanische Informationen

Von Vaters Vätern geerbt,
gib Kindern den Ölbaum und begnüg dich mit dem,
was er gibt bei der Ernte.

Aus der Broschüre Zajal – Levante (D) zu dem Film Levante – Ein Zajal im Morgenland (1989) von Beni Müller, Zürich

Systematik

Klasse: Zweikeimblättriger Bedecktsamer
Ordnung: Lippenblütlerartige (Lamiales)
Familie: Ölbaumgewächse (Oleaceae)
Gattung: Ölbäume (Olea)
Art: Echter Ölbaum

Die Gattung der Ölbäume (immergrüne Bäume und Sträucher) umfasst 40 bis 50 Arten, von denen der Olivenbaum in Europa am bekanntesten ist (Olea europaea). Charakteristisch sind der knorrige Stamm und die Früchte.

Ein Olivenbaum ist erst mit ca. 35 Jahren vollständig ausgewachsen. Er wird bis zu 20 Meter hoch und mehrere hundert Jahre alt.

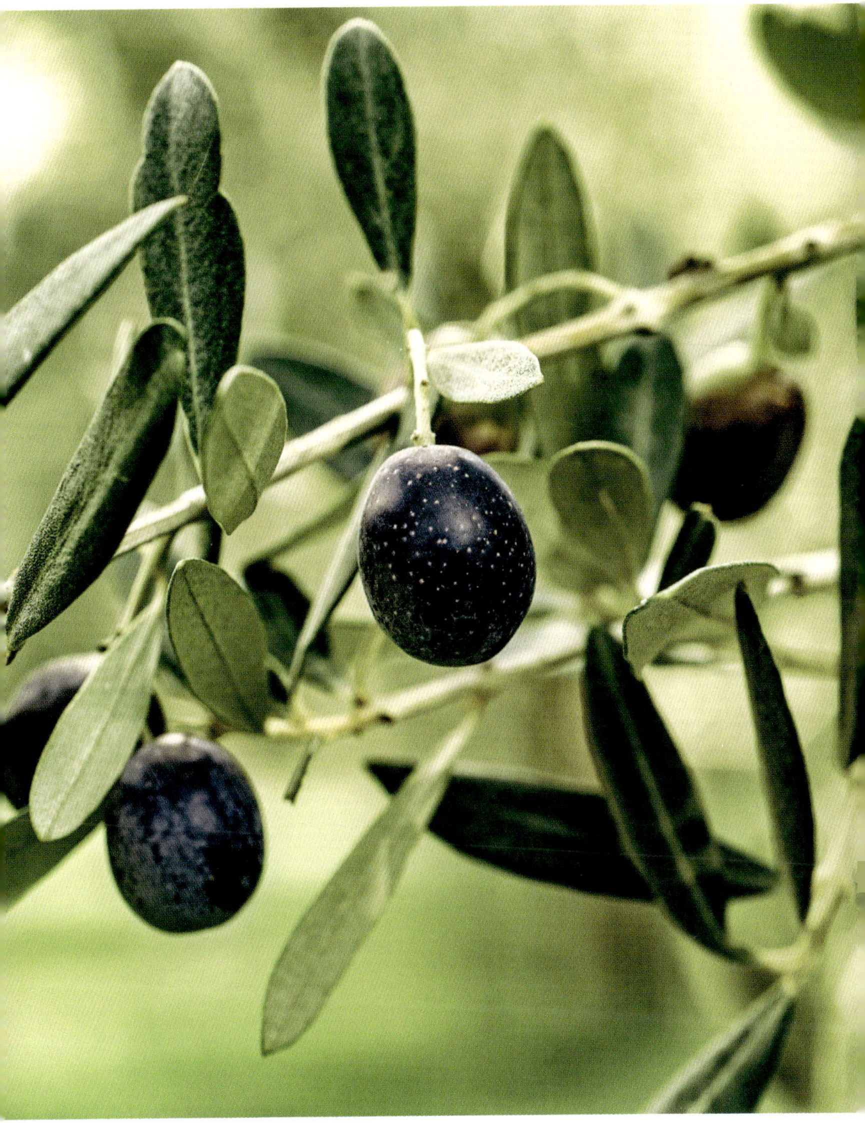

^ Aus Olivenblättern kann ein heilsamer Tee hergestellt werden.

Der Stamm des Olivenbaums ist in den ersten ca. zehn Jahren glatt und von graugrüner Farbe. Dann beginnt er sich zu spalten, knorrig und rissig zu werden. Häufig bildet sich an seiner Basis ein dicker, knotiger Wulst. Die Farbe wechselt zu dunkelgrau bis fast schwarz.
Die besondere Beschaffenheit der Blätter ermöglicht es dem Olivenbaum, Wasser zu sparen: Kleine Öffnungen auf den Blattunterseiten verschließen sich bei Tageshitze und öffnen sich in der Nacht, um Kondenswasser aufzunehmen.
Der silbrige Glanz entsteht durch winzige, weiche Härchen auf der Unterseite der senkrecht vom Zweig abgehenden Blätter.
Seine Wurzeln sind weitverzweigt und können bis zu sieben Meter tief in die Erde reichen, sodass er auch in unwegsamem Gelände genügend Halt findet.

Wird ein Olivenbaum durch Feuer oder Dürreperioden zerstört, schlagen die Überreste des Baumes wieder aus.

Die Blätter des Ölbaums,
die der Wind nicht wegbläst,
sind Sommer und Winter
sein stolzes Gewand.

Trotz seinem Alter
steht er beharrlich und würdig,
denn gleich alt ist er
wie das Leben.

Aus der Broschüre Zajal – Levante (D) zu dem Film Levante – Ein Zajal im Morgenland (1989) von Beni Müller, Zürich

Charakteristika

Blätter: kleine, schmale Laubblätter mit graugrüner Oberseite und silbrig glänzender oder grauer Unterseite, gegenständig, einfach, gestielt, ganzrandig oder gezähnt
Blütenstände: den Blattachseln entspringend oder endständige Rispen, selten auch Dolden oder Trauben
Blüten: sowohl zwittrig als auch eingeschlechtlich
Kelch: klein, glockenförmig, vierlappig
Lappen: dreieckig oder eiförmig, behaart
Krone: vierlappig, mit kurzer Röhre
Staubblätter: 2–4, am Ansatz der Blütenröhre befestigt
Staubfäden: kurz oder fehlend
Staubbeutel: eiförmig, elliptisch oder fast rund
Fruchtblätter: zwei pro Blüte
Griffel: kurz oder fehlend
Früchte: Steinfrüchte mit einem Samen, selten mehr
Innenschicht der Fruchtwand: dick und fest
Blütezeit: Ende April bis Anfang Juni
Blütenstände: bis zu 40 Blüten

Kultivierung

Ein Olivenbaum ist sehr genügsam und stellt nur wenige Ansprüche. Für ein optimales Wachstum benötigt er mittelschwere, fruchtbare und trockene Böden, die nicht zu fest sein dürfen, damit Wasser ausreichend abgeleitet werden kann.

Anbau

Olivenkulturen werden idealerweise abwechselnd mit Weinreben angebaut. Der Olivenbaum liebt trockene Wärme, verträgt auch starke Hitze und längere Trockenperioden, trägt dann aber weniger und kleinere Früchte.

Er benötigt sogar eine gewisse Kälte, damit er im Frühjahr blühen und später Früchte hervorbringen kann. Winterhart ist er nur bedingt. Ab minus acht Grad ist mit Frostschäden zu rechnen.

Bei extremen Temperaturschwankungen bersten Stamm und Äste. Vor allem in kargen Gebieten trägt ein Olivenbaum in einem Jahr viele und im nächsten Jahr wenig Oliven.

Pflege

Damit neue Triebe entstehen können, werden jedes Jahr im Frühjahr die drei Hauptäste des Olivenbaumes beschnitten. Nur diese tragen Früchte.

In den ersten Monaten des Jahres sieht man häufig Olivenbäume, deren Krone zu einer Kelchform geschnitten wurde. Das erleichtert den Erntehelfern die Arbeit.

Da der Baum sich über Jahrtausende an seinen Standplatz angepasst hat, ist seine Pflege nicht aufwändig: Sie besteht aus der Düngung mit Algenpräparaten, Kupfersulfat und Spurenelementen und ggf. der Gabe von Pflanzenschutzmitteln.

Ernte

Nach vier bis zehn Jahren, abhängig von der Art, trägt ein Olivenbaum zum ersten Mal Früchte. Bei einem großen ausgewachsenen Baum sind das durchschnittlich 50–70 kg Oliven pro Jahr, die ca. 5–10 Liter Olivenöl ergeben.

Die Reifezeit für Oliven ist im Herbst und Winter, für einige Sorten reicht sie sogar bis in den März hinein. Die Früchte werden nie alle zur gleichen Zeit reif, nicht einmal an ein und demselben Baum, was die Ernte noch erschwert, aber die Verarbeitung erleichtert.

Die Oliven sind zunächst grün, werden dann dunkelviolett und zum Schluss fast schwarz. Das beste Öl wird aus Oliven gewonnen, die zu ein bis zwei Dritteln schwarz sind.

Je nach Reifegrad der Oliven verändert sich das Öl: Oliven, die zwischen Ende Oktober und Anfang Dezember geerntet werden, geben ein leicht grünliches Öl, das kräftig und fruchtig schmeckt. Aus später geernteten Oliven wird ein milderes Öl produziert.

Bei der Olivenernte wird ein Rüttelgerät verwendet, an dessen Ende ein Motor kreist. Oft wird sie jedoch noch so durchgeführt wie vor Tausenden von Jahren: Die Erntehelfer klettern in den Olivenbaum, um die Oliven von Hand zu pflücken. Diese werden zu Tafeloliven verarbeitet und dürfen beim Pflücken nicht beschädigt werden.

Oliven, die zu Olivenöl weiterverarbeitet werden, schlägt man mit einem langen Holzstab oder einer Art langstieligem Kamm von den Bäumen, sodass sie in große, auf dem Boden ausgebreitete Netze oder Planen fallen. Dort werden sie mit einem großen Rechen grob von Blättern und kleineren Ästen befreit. Bei dieser Art der Ernte werden die Bäume auch gleich gezielt beschnitten und ausgelichtet.

Moderne Rüttelmaschinen, wie sie in der Großproduktion eingesetzt werden, lassen sich nur in ebenem Gelände verwenden.

Die Weiterverarbeitung der Oliven muss innerhalb von 24 Stunden geschehen, damit die gute Qualität gewährleistet ist. In Jutesäcken oder Plastikbehältern luftig verpackt, werden sie zur nächsten Ölmühle transportiert.

Ernte und Verarbeitung sollten möglichst am selben Tag geschehen.

Ölgewinnung

Man unterscheidet zwei unterschiedliche Herstellungsmethoden in der Olivenölproduktion: die Pressung und die Extraktion.

In der traditionellen Produktion wird mit hydraulischen Pressen in einem offenen Kreislauf gearbeitet (Kaltpressung). Heute kommen moderne Zentrifugensysteme in einem geschlossenen und weitestgehend vor Luft geschützten Kreislauf zum Einsatz (Kaltextraktion).

Reinigung

Die Oliven werden zunächst gründlich von Blättern und Zweigen befreit, indem man sie wäscht und mithilfe eines Gebläses trocknet. So wird verhindert, dass sie einen bitteren Geschmack bekommen und dass das Chlorophyll die Qualität des Öls mindert.

Kollern

Bei dieser traditionellen Methode werden die Oliven kalt zwischen zwei großen Mühlsteinen gemahlen.

Kaltpressung

Die Olivenpaste wird in mehreren Lagen auf Matten aus Espartogras gestrichen, das auch für die Herstellung von Seilen und Pa-

Extraktion des Öls von den gemahlenen Oliven ›

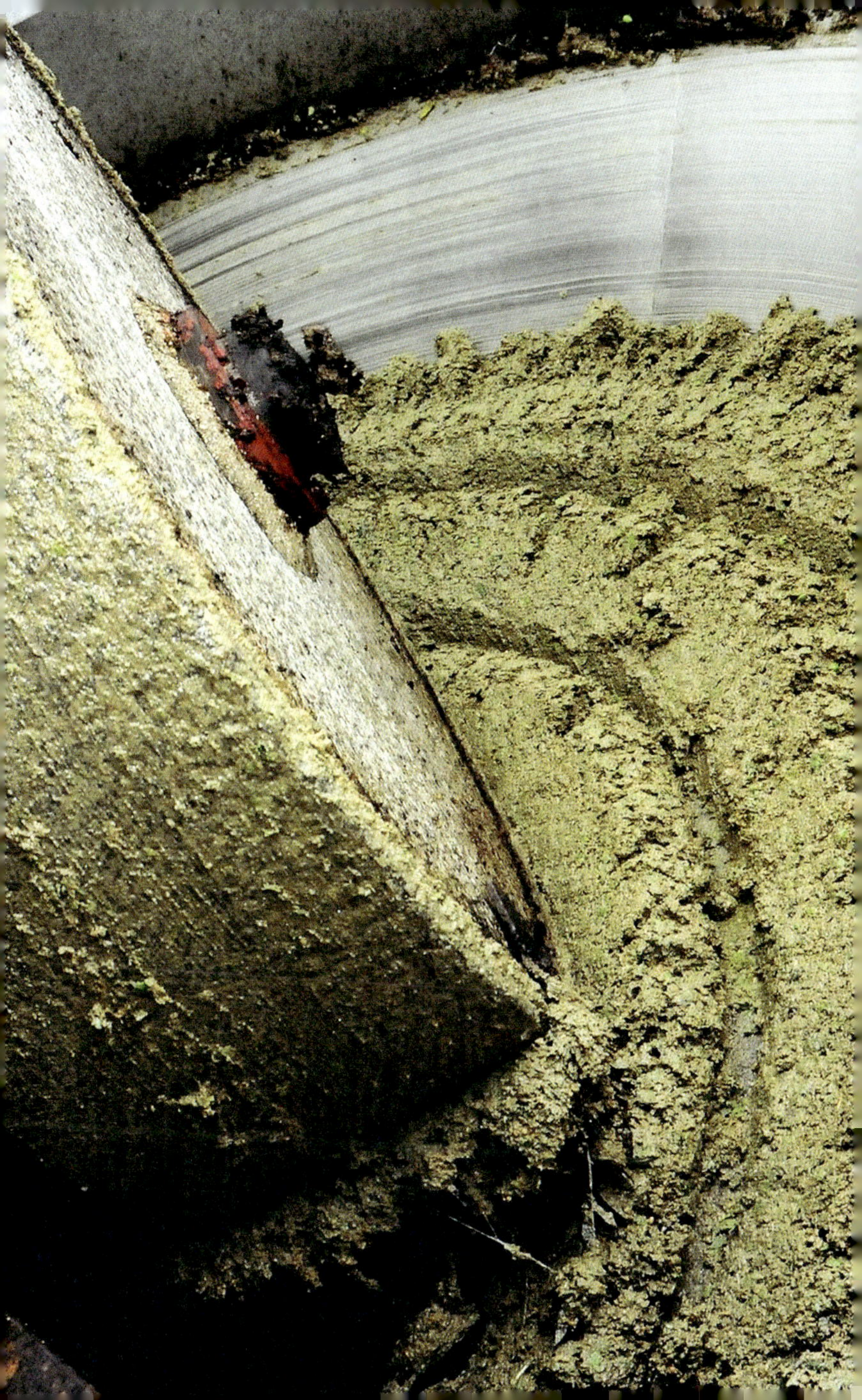

pier verwendet wird. Diese Matten werden zu einem Turm gestapelt, auf den von oben eine hydraulische Presse einwirkt. Das Öl-Wasser-Gemisch, das daraufhin herausläuft, ruht, bis sich Öl und Wasser voneinander getrennt haben. Um sicherzustellen, dass keine Olivenfleisch- oder Olivenschalenreste mehr darin sind, wird das Öl häufig noch gefiltert.

Kaltextraktion

Die Oliven werden von Blättern und Zweigen befreit und gewaschen, anschließend mithilfe einer rotierenden Spirale bei minimaler Luftzufuhr zerkleinert. Die Paste kommt anschließend in einen sogenannten Dekanter, in dem bei Unterbindung sämtlicher Sauerstoffzufuhr Feststoffe wie Kerne, Fleischstücke oder Schalenstücke durch Rotation ausgelesen werden. Das entstandene Öl-Wasser-Gemisch wird in einer Zentrifuge getrennt.

Rühren oder Zentrifugieren

Beim Mahlen bildet sich eine Emulsion. Die pflanzlichen Wassermoleküle müssen von den Ölmolekülen getrennt werden. Dazu wird die Paste 40 bis 60 Minuten gerührt (traditionelles Verfahren) oder in Zentrifugen von dem Olivenöl-Fruchtwasser-Gemisch getrennt (Kaltextraktion). In beiden Fällen darf die Temperatur aller Stoffe (Oliven, Olivenpaste, Olivenöl-Wasser-Gemisch) nie mehr als 27 Grad betragen. Nur dann darf das Olivenöl die Bezeichnung »kaltgepresst« oder »kaltextrahiert« tragen.

Abfüllung

Für die Abfüllung wird das Öl erneut in einer Zentrifuge vom Fruchtwasser getrennt, gefiltert und in Flaschen oder Kanister abgefüllt.

Olivenöl, das in Lagertanks ca. sechs Wochen reift und dann erst abgefüllt wird, verliert an Schärfe, weil sich die Schwebestoffe am Boden des Tanks absetzen.
Die hohen Preise für Olivenöl erklären sich übrigens durch die aufwändigen Erntemethoden, die bis zu 75 % der Gesamtkosten der Produktion ausmachen.

Steckbrief Olive

Sorten

Es gibt unzählige Olivensorten, die starke Unterschiede in Geschmack, Farbe und Größe aufweisen. Hier finden Sie einen kleinen Überblick der bekanntesten Tafeloliven, nach Ländern sortiert.

Französische Olive

À la Grecque: schrumpelig wie Trockenfrüchte, intensiver Geschmack nach getrockneten Weinbeeren
Cailleter (Nizza-Olive): würzig, wird traditionell verwendet für den Salade Niçoise
Picholine: länglich, Geschmack erinnert an Haselnüsse
Tanche: zartes Aroma, angenehmer Geschmack, fleischige Konsistenz. Das aus dieser Olivensorte gewonnene Öl gilt als sehr hochwertig.

Griechische Olive

Kalamata: mandelförmig, harte Schale, sehr aromatisch, wenig salzig
Konservolia: festes Fruchtfleisch, relativ harte Schale

Koroneiki: klein und würzig. Das aus dieser Olivensorte gewonnene Öl gilt als eines der besten Öle weltweit.

Italienische Olive
Frantoio: ein Urgestein unter den Olivensorten, rau und kratzig
Leccino: aus dieser Olivensorte wird gutes, süß schmeckendes Öl gewonnen
Taggiasca: milder, an Pinienkerne erinnernder Geschmack

Spanische Olive
Arbequina: haselnussgroß, intensiver, fruchtig-herber Geschmack
Gordal: sehr groß, mild, weiches Fruchtfleisch
Hojiblanca: fest und fruchtig
Manzanilla: wie ein kleiner Apfel geformt, die beliebteste Tafelolive
Picual: intensiver, beinahe pfeffriger Geschmack

Verwendung

Tafeloliven werden pur verwendet, zu Aufstrichen und Tapenaden verarbeitet, gefüllt oder mitgekocht.

Der Verzehr von einigen Oliven täglich wirkt vorbeugend gegen Arterienverkalkung, senkt zu hohen Blutdruck, regt den Gallenfluss an, fördert den Stoffwechsel und schützt vor Herz-Kreislauf-Erkrankungen. Aufgrund des sehr geringen Kohlenhydratanteils ist die Olive gut geeignet für die Low-Carb-Ernährung. Außerdem stillt der Verzehr einiger Oliven den Hunger.

In der Schwangerschaft allerdings wird wegen der Gefahr einer Listeriose-Infektion vom Verzehr abgeraten.

Tipps zu Einkauf und Lagerung

Unreife Oliven erkennen Sie an der grünen Farbe. Bräunliche oder braune Oliven sind noch nicht voll ausgereift. Reife Früchte sind dunkelviolett oder schwarz. Häufig werden im Handel grüne Oliven angeboten, die mit Eisengluconat schwarz gefärbt wurden. Wegen ihres hohen Gehalts an Bitterstoffen können sie nicht roh verzehrt werden. Sie werden in Milchsäure gegoren und dann mariniert.

Wenn möglich, kaufen Sie Ihre Oliven lose und in der Menge, die Sie für zwei bis drei Tage brauchen, im Feinkostladen oder beim Gemüsehändler. Hier dürfen Sie in der Regel auch probieren.

Für Oliven in der Dose oder im Glas gilt die Regel: Schwarze Oliven mit Stein sind immer echt. Haben sie keinen Stein, wurde bei der Farbe »nachgeholfen«, dann muss auf dem Etikett der Hinweis »geschwärzt« stehen.

Steckbrief Olivenblatt

Verwendung

Da Olivenbäume ihre Blätter nicht jahreszeitbedingt abwerfen und ein Blatt unter günstigen Bedingungen bis zu fünf Jahren am Baum bleiben kann, ist die Wirkstoffkonzentration in den Blättern um ein Vielfaches höher als im Öl selbst.

Der regelmäßige Verzehr von frischen Olivenblättern oder Tee aus Olivenblättern schenkt neue Energie. Man fühlt sich gesünder und fitter. Die Inhaltsstoffe der Blätter fördern das Wohlbefinden, stärken das Immunsystem und lindern chronische Gelenkschmerzen.

In unseren Breitengraden bietet sich eher die Nutzung von Olivenblättern in Form von Olivenblattextrakt an.

Tipps zu Einkauf, Lagerung und Verzehr

Getrocknete Olivenblätter kaufen Sie am besten in der Apotheke. Tee aus Olivenblättern erhalten Sie im Reformhaus oder auch im Teehandel.

Die Blätter werden zerkleinert, damit sie besser ihre Wirkung entfalten können und der Tee nicht so lange ziehen muss. Tee aus Olivenblättern, der länger als 4–5 Minuten zieht, wird bitter. Mit Olivenblättertee können Sie übrigens den klassischen Magenbitter ersetzen.

Von der Farbe her und auch im Geschmack erinnert Olivenblättertee an grünen Tee, er enthält jedoch kein Koffein. Im Süden wird er im Sommer kalt als Erfrischung getrunken. Auf Kreta heißt es sogar: Olivenblättertee ist gut für alles und hilft gegen alles.

Konzentrierter Olivenblattextrakt ist auch in Kapselform im Handel erhältlich.

Steckbrief Olivenöl

Sorten und ihre Verwendung

Der regelmäßige Verzehr von Olivenöl beugt Herz-Kreislauf-Erkrankungen vor, senkt den Cholesterinspiegel, schützt vor Bakterien und Pilzen, fördert die Zellerneuerung und unterstützt das Knochenwachstum. Verwenden Sie immer das hochwertigste Öl: Extra Vergine/Natives Olivenöl Extra.

Auf der Grundlage strenger europäischer Vorschriften wird Olivenöl in vier Qualitätskategorien eingeteilt:

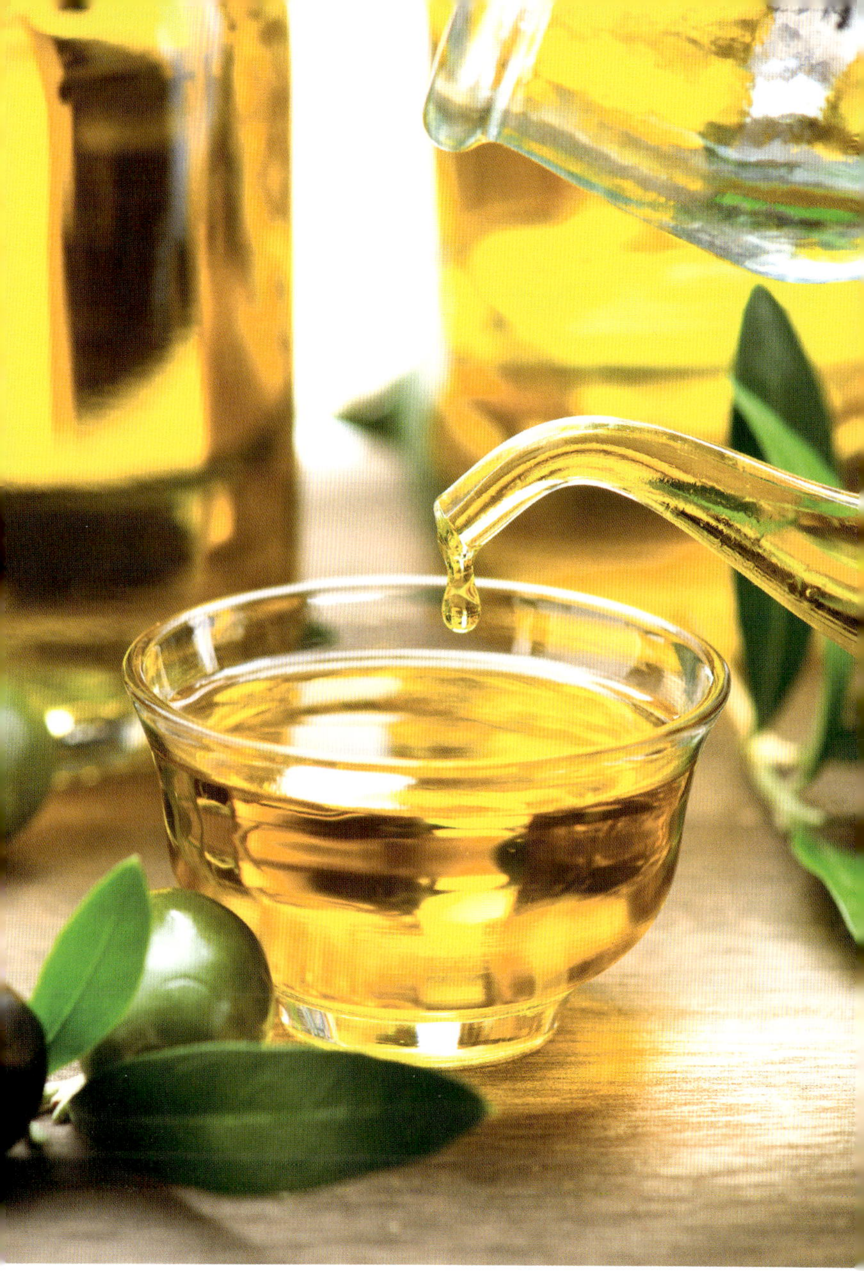

^ Auch an der Farbe lässt sich gutes Olivenöl erkennnen.

Olivenöl Extra Vergine/Natives Olivenöl Extra

Dieses Öl ist im Geschmack vollmundig und reichhaltig und hat einen Säuregrad von maximal 0,8 %.

Es ist von höchster Qualität und wird direkt aus Oliven ausschließlich mit mechanischen Verfahren gewonnen.

Olivenöl Vergine/Natives Olivenöl

Dieses Öl hat einen Säuregrad von maximal 2 %. Im deutschen Handel ist dieses Öl nicht erhältlich. Es wird direkt aus Oliven ausschließlich mit mechanischen Verfahren gewonnen.

(Reines) Olivenöl

Bei diesem Öl handelt es sich um eine Mischung aus raffiniertem und nativem Öl. Es ist mild bis neutral im Geschmack und eignet sich gut zum kurzen Anbraten von Fleisch. Sein Säuregrad darf maximal 1 % betragen.

Oliventresteröl

Dieses Öl besteht aus raffiniertem Oliventresteröl und nativem Olivenöl. Für das Tresteröl werden die bereits ausgepressten Oliven, der Tresterrückstand, verwendet. Diese minderwertige Sorte sollte höchstens zum Garen oder zum Braten verwendet werden.

Tipps zu Einkauf und Lagerung

Infos dazu finden Sie im Rezeptteil im Kapitel *Tipps für Haushalt und Garten,* ab S. 79

Rund um Olive, Olivenblatt und -öl

Die Inhaltstoffe der Olive und ihre Wirkung

Die Angaben beziehen sich auf 100 g	
Ballaststoffe	2,36 g
Cholesterin	0 mg
Eiweiß	1,38 g
Kohlenhydrate	1,76 g
Wasser	72,30 g
Zucker	0 g
Fett	
Grüne Oliven	7 g
Schwarze Oliven	13,90 g
Fettsäuren	
Gesättigte Fettsäuren	1,93 g
einfach ungesättigte	10,13 g
mehrfach ungesättigte	1,24 g

Vitamine	
Vitamin A	47 µg
Provitamin A	280 µg
Vitamin B2	0,08 mg
Vitamin B3	850 µg
Vitamin B5	0,56 mg
Vitamin B6	0,02 mg
Vitamin E	3,94 mg
Folsäure	50 µg
Mineralstoffe	
Calcium	96 mg
Chlorid	2.897 mg
Kalium	43 mg
Magnesium	19 mg
Natrium	2.100 mg
Phosphor	17 mg
Spurenelemente:	
Eisen	1,80 mg
Fluorid	32 µg
Jodid	4,30 µg
Kupfer	270 µg
Mangan	58 µg
Schwefel	39 mg
Zink	130 µg

Aminosäuren	
Arginin	140 mg
Asparaginsäure	135 mg
Glutaminsäure	292 mg
Leucin	92 mg
Kilokalorien	148 (619 kJ)

Quelle: Deutsches Ernährungsberatungs- und Informationsnetz

Weitere Bestandteile von Oliven sind Ballaststoffe, Carotinoide, Chlorophylle, Polysaccharid, Stärke.

Aminosäuren

Arginin

Arginin wirkt anregend, weitet die Gefäße, verbessert die Zufuhr von Nährstoffen in die Muskelzellen und steigert damit die Leistung der Muskeln. Außerdem stärkt Arginin das Immunsystem.

Asparaginsäure

Asparaginsäure ist von Bedeutung für die Stimulierung der Rezeptoren im Zentralnervensystem. Zusammen mit Glutaminsäure gehört Asparaginsäure zu den Botenstoffen des Gehirns. Außerdem ist Asparaginsäure am Harnstoffzyklus beteiligt und sorgt in diesem Zusammenhang für die Entgiftung des Körpers. Asparaginsäure ist eine der Ausgangssubstanzen der Stoffe, aus denen Nucleotide (Bausteine der DNA) synthetisiert werden.

Glutaminsäure

Als wichtigster erregender Neurotransmitter sorgt sie für eine hohe Konzentrations- und Lernfähigkeit. Auch Durchhaltevermögen und Belastbarkeit werden positiv beeinflusst.

Darüber hinaus hat Glutaminsäure eine positive Wirkung auf das Immunsystem. Unter dem Namen E620 wird sie in Lebensmitteln als Geschmacksverstärker eingesetzt.

Leucin

Leucin regt das Muskelwachstum an, ist direkt am Muskelaufbau beteiligt, aktiviert weitere Proteine, die die Neubildung von Proteinen in den Muskelzellen unterstützen, wirkt dem Muskelabbau entgegen und fördert die Fettverbrennung.

Mineralstoffe

Calcium

Zusammen mit Phosphat benötigt der Körper Calcium zum Aufbau der Knochen. Es ist Hauptbestandteil von Knochen, Knochenhüllen und Zähnen. Calcium ist außerdem beteiligt an der Erregung von Muskeln und Nerven, am Stärke-Stoffwechsel, an der Zellteilung sowie an der Aktivierung einiger Hormone und Enzyme. Es dient als Bindemittel für den Eiweißaufbau in den Zellen, gibt den elastischen Fasern die Fähigkeit, sich zu dehnen und wieder zusammenzuziehen und wirkt blutbildend.

Chlorid

Chlorid ist von essentieller Bedeutung für die Regulierung des Säure-Basen-Gleichgewichts, für Herzrhythmus, Nervenleitung und Wasserhaushalt sowie für die Stabilität von Gewebe und Muskeln.

Kalium

Als Elektrolyt ist Kalium wesentlich beteiligt an der Aufrechterhaltung des osmotischen Drucks in den Körperzellen und dadurch an der Regulierung des Wasserhaushaltes. Es wird benötigt für die Ausschüttung von Hormonen, die Freisetzung der Magensäure, die Herstellung von körpereigenem Eiweiß und die Sicherung der normalen Reizbarkeit von Muskeln und Nerven. Außerdem steigert es die Aktivität einiger Enzyme und fördert die Gewebeatmung sowie den Abbau von Stärke (Glykolyse) und Fett (Lipolyse).

Magnesium

Magnesium hat zahlreiche wichtige Funktionen im menschlichen Organismus. Es ist essentiell für alle Zellen, Gewebe und Organe und wird u.a. für die Erregungsleitung des Nervensystems benötigt und dadurch für die Arbeit der Muskeln, für den Energiestoffwechsel, für die Herstellung von Eiweißen, von Nukleinsäuren und somit für die Erbsubstanz. Außerdem fungiert es als Coenzym für über 300 Enzyme. Es regelt Atmung, Blutdruck, Herztätigkeit und Verdauung und reguliert den Fettstoffwechsel des Organismus.

Natrium

Zusammen mit Kalium ist Natrium am Flüssigkeitshaushalt des Körpers, an der Nervenleitung und an Muskelkontraktionen beteiligt. Es ist entscheidend für die Aufrechterhaltung des normalen Säure-Basen-Gleichgewichts der Körperflüssigkeiten. Natrium ist hat Anteil an der Neubildung der roten Blutkörperchen und wird (zusammen mit Calcium phosphoricum) für die Bildung neuer Zellen benötigt, außerdem für die Stabilisierung von Knochen und Zellwänden. Es ist wichtig für das Ausscheiden von Fremdstoffen und metallischen Giften.

Phosphor

Phosphor findet sich im menschlichen Körper nur in Form von Phosphat. Phosphat dient als Baustoff für Knochen und Zähne. Phosphate sind auch beteiligt am Energiestoffwechsel, am Säure-Basen-Gleichgewicht des Blutes sowie an der Wirkung von Hormonen. Phosphor ist lebensnotwendig für alle Lebewesen und spielt eine wichtige Rolle beim Aufbau und bei der Funktion des Organismus und der DNA.

Spurenelemente

Eisen

Die wichtigste Funktion von Eisen ist das Binden von Sauerstoff an das Hämoglobin der roten Blutkörperchen. So wird der Sauerstoff aus den Lungenbläschen mithilfe des Blutstroms zu den Körperzellen transportiert. Außerdem ist Eisen wichtig für das Immunsystem und für die Arbeit der Muskeln.

Fluorid

Fluorid ist ein essentielles Spurenelement. Bei einem Menschen mit 70 kg Körpergewicht sind im Körper ca. 5 g Fluor vorhanden, der weitaus größte Teil davon in Knochen und Zähnen, der restliche Anteil ungleichmäßig über den Körper verteilt.

Jodid

Jod ist wesentlicher Bestandteil der Schilddrüsenhormone und als solcher für Wachstum, Entwicklung und zahlreiche Stoffwechselvorgänge lebensnotwendig.

Kupfer

Kupfer ist an der Freisetzung von Hormonen im Körper beteiligt, hilft beim Wachstum und bei der Knochenbildung. Es ist wichtig für ein gut funktionierendes Immunsystem. Seine desinfizierende Wirkung ist schon seit Jahrtausenden bekannt.

Mangan

Mangan ist im Körper u.a. daran beteiligt, Bindegewebe aufzubauen, Harnstoff zu bilden sowie körpereigene Eiweiße und Fettsäuren zu produzieren. Außerdem spielt es eine Rolle bei der Herstellung des Pigments Melanin sowie des Botenstoffs Dopamin.

Sulfur (Sulfat)

Sulfur ist ein wichtiger Bestandteil von mehreren Eiweißbausteinen (Aminosäuren) im menschlichen Organismus. Sulfur braucht der Körper, um Zellen und Gewebe aufzubauen und zu reparieren, das Immunsystem zu stärken und Enzyme und Hormone herzustellen.

Zink

Zink ist an zahlreichen Stoffwechselvorgängen im Körper beteiligt, wie z.B. bei der Herstellung und dem Abbau von Eiweißen, Fetten und Kohlehydraten, und hat Einfluss auf Augen, Geschmacksempfinden, Haut, Immunsystem, den Säure-Basen-Haushalt des Blutes und auf die Wirkung verschiedener Hormone.

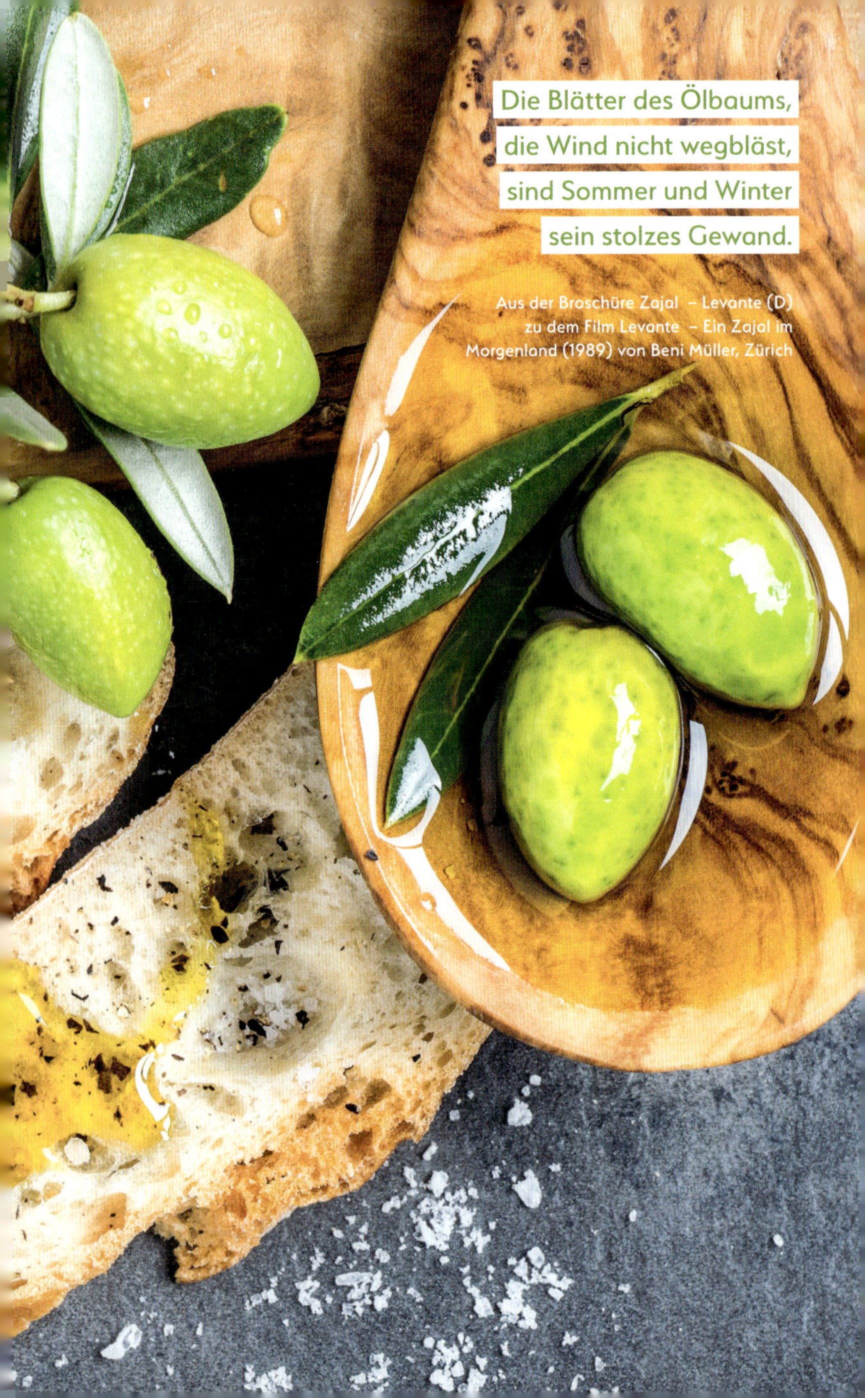

Die Blätter des Ölbaums,
die Wind nicht wegbläst,
sind Sommer und Winter
sein stolzes Gewand.

Aus der Broschüre Zajal – Levante (D)
zu dem Film Levante – Ein Zajal im
Morgenland (1989) von Beni Müller, Zürich

Vitamine

Vitamin A

Vitamin A gehört zu den fettlöslichen Vitaminen. Es kommt ausschließlich in tierischen Nahrungsmitteln vor. Im menschlichen Organismus ist es u.a. verantwortlich für das körpereigene Abwehrsystem, die Blasenfunktion, die Bildung von Haut und Schleimhäuten, die Förderung der Wundheilung, das Hell-Dunkel-Sehen der Augen, das Knochenwachstum, die Lichtempfindlichkeit der Augennetzhaut und den Schutz der Schleimhäute. Außerdem wirkt es antioxidativ und regulierend bei Leberschäden, die durch Alkohol- oder Medikamentenmissbrauch entstanden sind. Ein Mangel an Vitamin A ist häufig verantwortlich für Nachtblindheit. Wer viel am Bildschirm arbeitet, sollte ebenfalls besonders auf seine Vitamin-A-Versorgung achten.

Provitamin A (Beta-Carotin)

Beta-Carotin, eine Vorstufe von Vitamin A, ist das bekannteste von über 400 in der Natur vorkommenden Carotinoiden (Farbstoffe, die in Pflanzen vorkommen). Unter anderem reduziert es Oxidationsprozesse und reguliert das Zellwachstum.

Vitamin B1 (Thiamin)

Vitamin B1 ist unentbehrlich für den Körper, besonders für die Funktion des Nervensystems. Ohne Vitamin-B1-Zufuhr von außen sind die Reserven des Körpers bereits nach zwei Wochen erschöpft. Ein Mangel entsteht z.B. durch Alkoholmissbrauch, Diäten, Hochleistungssport und in der Schwangerschaft. Er wirkt sich auf sämtliche Gehirn- und Nervenfunktionen aus. Vitamin B1 spielt außerdem eine wichtige Rolle im Kohlenhydrat- und

Fettstoffwechsel. Es trägt dazu bei, dass der Körper Energie aus der aufgenommenen Nahrung gewinnen kann.

Vitamin B2 (Riboflavin)

Vitamin B2 kommt in der Natur als gelblicher Farbstoff vor.

Im Organismus hilft es u.a. bei der Umwandlung von Eiweißen, Fetten und Kohlenhydraten in Energie. Es wird benötigt für die Schleimhäute in Mund, Nase, Rachen und im Magen-Darm-Trakt, ist notwendig für das Sehen in der Dunkelheit und wirkt vorbeugend gegen Grauen Star.

Ein Mangel an Vitamin B2 führt bei Kindern und Jugendlichen zu Wachstumsschwäche und Wachstumsverzögerungen, zu Nagelveränderungen und zum Schwund der Rachenschleimhaut.

Vitamin B3 (Niacin)

Vitamin B3 wird benötigt für den Eiweiß-, Fett- und Kohlenhydratstoffwechsel, die Energiegewinnung, die Regeneration von Haut, Muskeln, Nerven und der DNA, für die Durchblutung und die Feuchtigkeit der Haut sowie für die Pigment- und Kollagenbildung. Es ist in vielen Lebensmitteln enthalten, vor allem in Fleisch, Fisch und Innereien.

Vitamin B4 (Cholin)

Vitamin B4 ist wichtig für den Aufbau der Zellmembranen. Es regt die Antikörperbildung an, verhindert die Ablagerung von Fett in Leber und Arterien, verbessert die Funktion von Leber und Gallenblase, erhöht die Muskelaktivität und verbessert die Konzentration.

Vitamin B5 (Pantothensäure)

Pantothensäure spielt eine wichtige Rolle im Stoffwechsel. Außerdem ist es beteiligt am Auf- und Abbau von Aminosäuren, Fetten und Kohlenhydraten.

Vitamin B6 (Pyridoxin)

Aus Vitamin B6 werden die Co-Enzyme PLP und PMP gebildet, die in ca. 100 Stoffwechselvorgängen im Körper eine wichtige Rolle spielen. Vitamin B6 ist wichtig für die Umwandlung und Verwendung von Eiweißstoffen, für die Regulierung des Energie- und Fettstoffwechsels sowie den Aufbau und den Schutz von Nervenverbindungen. Es fördert die Aktivität der Hormone und ist beteiligt an der Bildung des roten Blutfarbstoffs.

Vitamin B7 (Biotin)

Vitamin B7 ist auch bekannt als Vitamin H. Es sorgt für gesunde Nerven, kräftige Haare und Nägel, wird benötigt für das Wachstum von Blutzellen und beeinflusst deren Lebensdauer.

Vitamin B9 (Folsäure)

Vitamin B9 ist essentiell für die Blutbildung, für Wachstumsprozesse und für die Zellteilung. Besonders wichtig ist Folsäure in der Schwangerschaft. Sie beugt Fehlbildungen vor.

Vitamin E

Als Vitamin E bezeichnet man eine Gruppe fettlöslicher Substanzen, die sowohl antioxidativ als auch nicht-antioxidativ wirken. Vitamin E wird u. a. benötigt zur Abwehr von freien Radikalen.

Vitamin K (Phyllochinon)

Vitamin K ist wichtig für die Blutgerinnung, aktiviert die Knochenbildung und gilt als krebsvorbeugend. Es sorgt für »saubere Gefäße«, indem es verhindert, dass das Calcium im Blut sich als Plaque in den Arterien ablagert.

Die Inhaltsstoffe des Olivenblatts und ihre Wirkung

Olivenblätter gehören zusammen mit Olivenölabwasser und Oliventrester zu den Reststoffmengen der Olivenproduktion und sind daher lange vernachlässigt worden. Dabei nutzte bereits Hildegard von Bingen Olivenblätter in ihrer Heilkunde.

Die Blätter wirken stark antioxidativ und sowohl vorbeugend als auch heilend gegen Bakterien, Parasiten, Pilze und Viren. Außerdem hemmen sie Entzündungsprozesse und stärken das Immunsystem.

Olivenblätter werden für Heilanwendungen zerrieben oder als Tee aufgegossen. Besonders wirkungsvoll soll Tee aus den Blättern von Wildolivenbäumen sein: Ein paar Äste abschneiden, 10–14 Tage trocknen lassen, die Blätter abzupfen. Zerbröseln, mit Wasser bedeckt aufkochen und 10 Minuten ziehen lassen, abseihen. Wer den herben, bitteren Geschmack nicht mag, nimmt Olivenblattextrakt in Kapselform.

Tipp

Olivenblattextrakt vor oder nach einer Röntgenbehandlung eingenommen schützt vor DNA-Schäden.

Schauen wir zunächst auf die Inhaltsstoffe. Ein Liter Olivenblattextrakt enthält durchschnittlich:
2.656 mg Oleuropein
1.393 mg Elenolische Säure
237 mg Rutin
213 mg Hydroxytyrosol
174 mg Tyrosol

Zudem:

Elenolische Säure

Elenolische Säure ist ein Antioxidationsmittel, das den Blutkreislauf verbessert. Sie wirkt antibakteriell sowie antiviral und beschleunigt die Heilung von Infektionskrankheiten.

Hydroxytyrosol

Hydroxytyrosol, ein Polyphenol, gehört zu den sekundären Pflanzenstoffen.

Es zeichnet sich aus durch seine antioxidative Wirkung.

Oleuropein

Oleuropein, ein bitteres Glycosid, ist in den Blättern in bis zu 3.000-fach höherer Konzentration als in Oliven und Olivenöl vorhanden. Vergleicht man die Blätter von spanischen Olivenbäumen mit denen der türkischen Bäume, zeigt sich, dass die spanischen einen höheren, die türkischen einen deutlich geringeren Gehalt an Oleuropein haben.

Zahlreiche Untersuchungen haben die folgenden Wirkungen von Oleuropein und seinen Derivaten bestätigt:

- Schutz vor Fettleibigkeit
- Schutz vor Herzinfarkt
- Schutz vor Herzrhythmuserkrankungen
- Schutz vor schädlichen Oxidationsprozessen von Haut, Gewebe und inneren Organen
- Schutz vor vorzeitigem Zelltod
- Senkung des Cholesterinspiegels
- Stärkung der Kapillargefäße
- Stärkung des Immunsystems
- Wirkung gegen Bakterien, Parasiten, Pilze und Viren

Rutin (auch als Vitamin P bekannt)

Rutin ist ein sekundärer Pflanzenfarbstoff (Flavonoid). Es wirkt stark antioxidativ, blutverdünnend, entzündungshemmend, kräftigt die Blutgefäße und senkt das Thromboserisiko. Es kommt zum Einsatz bei der Behandlung von Venenerkrankungen. Außerdem soll es wirksam sein bei der Therapie von Schwangerschaftsödemen und als Antihistaminikum bei der Therapie von Allergien.

Tyrosol

Tyrosol, ebenfalls ein Polyphenol, ist ein natürliches Antioxidationsmittel. Es fördert den Stoffwechsel von Herz, Leber und Muskeln, beugt geistiger Erschöpfung vor, steigert Gedächtnisleistung und Konzentrationsfähigkeit, hilft gegen Stress und depressive

Verstimmungen. Die Hauptquelle von Tyrosol für den menschlichen Organismus ist das Olivenöl.

Die Inhaltsstoffe von Olivenöl und ihre Wirkung

Inhaltsstoffe Olivenöl auf 100 ml	
Ballaststoffe	0 g
Cholesterin	1 mg
Eiweiß	0 g
Fett	100 g
Kohlenhydrate	0,20 g
Wasser	0 g
Zucker	0 g
Fettsäuren	
Gesättigte Fettsäuren	14,38 g
Ungesättigte Fettsäuren	80,41 g
davon einfach ungesättigte	71,24 g
davon mehrfach ungesättigte	9,17 g
Fett	100 g
Vitamine	
Vitamin A	157 µg
Vitamin E	11,91 mg
Vitamin K	55 µg

Mineralstoffe	
Chlorid	100 mg
Kalium	1 mg
Magnesium	1 mg
Natrium	1 mg
Phosphor	2 mg
Spurenelemente	
Eisen	0,13 mg
Jodid	0,10 µg
Kupfer	5 µg
Mangan	1 µg
Zink	0,05 mg
Aminosäuren	
Arginin	140 mg
Asparaginsäure	135 mg
Glutaminsäure	292 mg
Kalorien	884 (3.697 kJ).

Quellen: Deutsche Gesellschaft für Ernährung und Institut für Ernährungsinformation

Zu 95–98 % besteht Olivenöl aus einfach ungesättigten Fettsäuren. Weitere Bestandteile von Olivenöl sind Carotinoide, Chlorophylle, Polysaccharide und Stärke.

Aminosäuren

Asparaginsäure

Asparaginsäure ist von Bedeutung für die Stimulierung der Rezeptoren im Zentralnervensystem. Zusammen mit Glutaminsäure gehört Asparaginsäure zu den Botenstoffen des Gehirns. Außerdem ist Asparaginsäure am Harnstoffzyklus beteiligt und sorgt in diesem Zusammenhang für die Entgiftung des Körpers. Asparaginsäure ist eine der Ausgangssubstanzen der Stoffe, aus denen Nucleotide (Bausteine der DNA) synthetisiert werden.

Glutaminsäure

Als wichtigster erregender Neurotransmitter sorgt sie für eine hohe Konzentrations- und Lernfähigkeit. Auch Durchhaltevermögen und Belastbarkeit werden positiv beeinflusst.

Darüber hinaus hat Glutaminsäure eine positive Wirkung auf das Immunsystem. Unter dem Namen E620 wird Glutaminsäure in Lebensmitteln als Geschmacksverstärker eingesetzt.

Mineralstoffe

Calcium

Zusammen mit Phosphat benötigt der Körper Calcium zum Aufbau der Knochen. Es ist Hauptbestandteil von Knochen, Knochenhüllen und Zähnen. Calcium ist außerdem beteiligt an der Erregung von Muskeln und Nerven, am Stärkestoffwechsel, an der Zellteilung sowie an der Aktivierung einiger Hormone und Enzyme. Es gibt den elastischen Fasern die Fähigkeit, sich zu dehnen und wieder zusammenzuziehen, und wirkt blutbildend.

Chlorid

Chlorid ist von essentieller Bedeutung für die Regulierung des Säure-Basen-Gleichgewichts, für Herzrhythmus, Nervenleitung und Wasserhaushalt sowie für die Stabilität von Gewebe und Muskeln.

Natrium

Zusammen mit Kalium ist Natrium am Flüssigkeitshaushalt des Körpers, an der Nervenleitung und an Muskelkontraktionen beteiligt. Es ist entscheidend für die Aufrechterhaltung des normalen Säure-Basen-Gleichgewichts der Körperflüssigkeiten. Natrium ist beteiligt an der Neubildung der roten Blutkörperchen und wird (zusammen mit Calcium phosphoricum) für die Bildung neuer Zellen benötigt, außerdem für die Stabilisierung von Knochen und Zellwänden. Es ist wichtig für das Ausscheiden von Fremdstoffen und metallischen Giften.

Phosphor

Phosphor findet sich im menschlichen Körper nur in Form von Phosphat. Phosphat dient als Baustoff für Knochen und Zähne. Phosphate sind auch beteiligt am Energiestoffwechsel, am Säure-Basen-Gleichgewicht des Blutes sowie an der Wirkung von Hormonen. Phosphor ist lebensnotwendig für alle Lebewesen und spielt eine wichtige Rolle beim Aufbau und bei der Funktion des Organismus und der DNA.

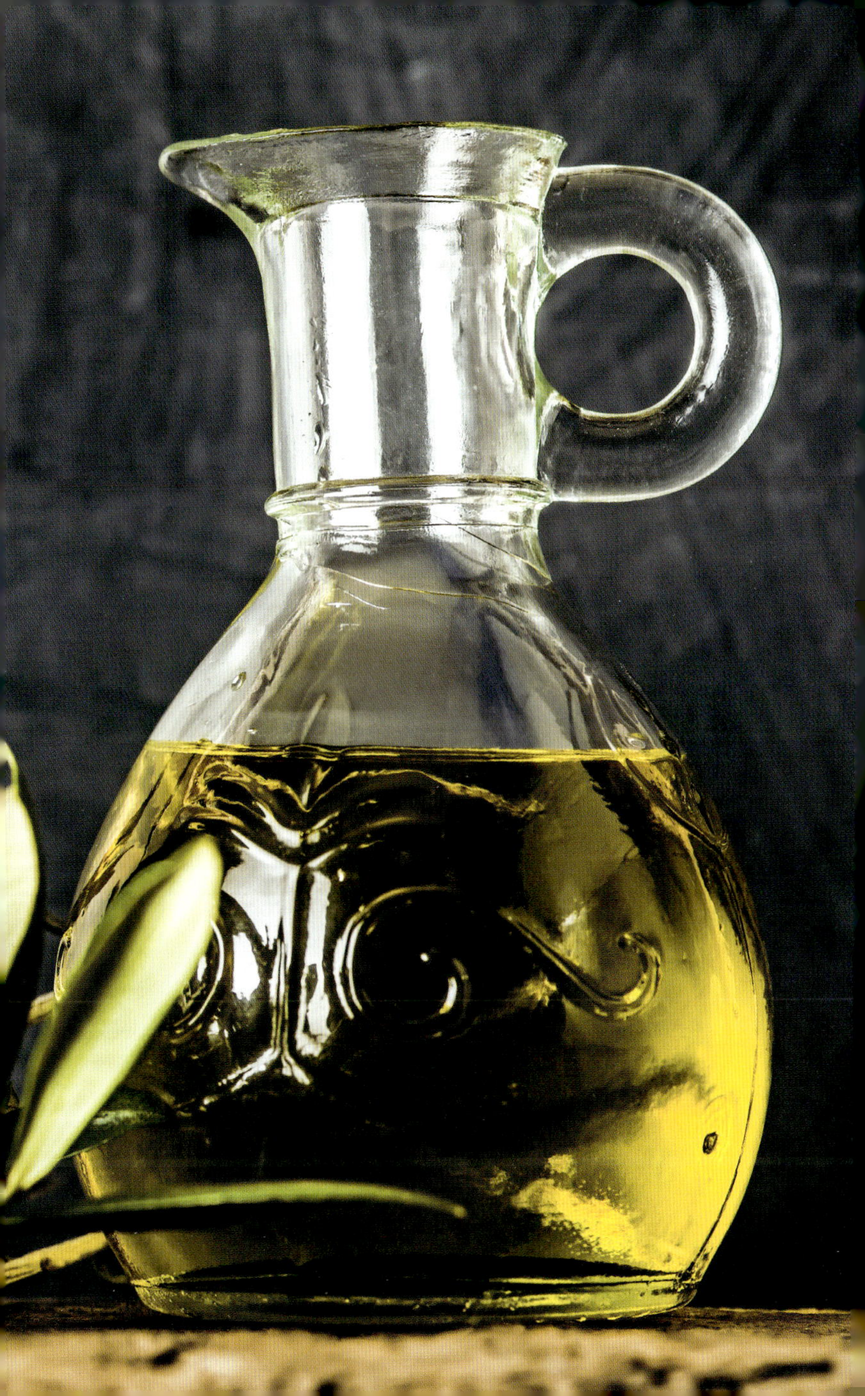

Spurenelemente

Eisen

Die wichtigste Funktion von Eisen ist das Binden von Sauerstoff an das Hämoglobin der roten Blutkörperchen. So wird der Sauerstoff aus den Lungenbläschen mithilfe des Blutstroms zu den Körperzellen transportiert. Außerdem ist Eisen wichtig für das Immunsystem und für die Arbeit der Muskeln.

Jodid

Jod ist wesentlicher Bestandteil der Schilddrüsenhormone und als solcher für Wachstum, Entwicklung und zahlreiche Stoffwechselvorgänge lebensnotwendig.

Kupfer

Kupfer ist an der Freisetzung von Hormonen im Körper beteiligt, hilft beim Wachstum und bei der Knochenbildung. Es ist wichtig für ein gut funktionierendes Immunsystem. Seine desinfizierende Wirkung ist schon seit Jahrtausenden bekannt.

Zink

Zink ist an zahlreichen Stoffwechselvorgängen im Körper beteiligt, wie z.B. bei der Herstellung und dem Abbau von Eiweißen, Fetten und Kohlehydraten, und hat dadurch Einfluss auf Augen, Geschmacksempfinden, Haut, Immunsystem, den Säure-Basen-Haushalt des Blutes und auf die Wirkung verschiedener Hormone.

Vitamine

Vitamin A

Vitamin A gehört zu den fettlöslichen Vitaminen. Es kommt ausschließlich in tierischen Nahrungsmitteln vor. Im menschlichen Organismus ist es u.a. verantwortlich für das körpereigene Abwehrsystem, die Blasenfunktion, die Bildung von Haut und Schleimhäuten, die Förderung der Wundheilung, das Hell-Dunkel-Sehen der Augen, das Knochenwachstum, die Lichtempfindlichkeit der Augennetzhaut und den Schutz der Schleimhäute. Außerdem wirkt es antioxidativ und regulierend bei Leberschäden, die durch Alkohol- oder Medikamentenmissbrauch entstanden sind. Ein Mangel an Vitamin A ist häufig verantwortlich für Nachtblindheit. Wer viel am Bildschirm arbeitet, sollte ebenfalls besonders auf seine Vitamin-A-Versorgung achten.

Vitamin E

Als Vitamin E bezeichnet man eine Gruppe fettlöslicher Substanzen, die sowohl antioxidativ als auch nicht-antioxidativ wirken. Vitamin E wird u.a. benötigt zur Abwehr von Freien Radikalen.

Vitamin K (Phyllochinon)

Vitamin K ist wichtig für die Blutgerinnung, aktiviert die Knochenbildung und gilt als krebsvorbeugend. Es sorgt für »saubere Gefäße«, indem es verhindert, dass das Calcium im Blut sich als Plaque in den Arterien ablagert.

Heilrezepte mit Oliven und Olivenöl

Gesund werden und bleiben

Traditionell wird Olivenöl seit Jahrtausenden verwendet für die Haut- und Haarpflege sowie vorbeugend gegen Herz-Kreislauf-Erkrankungen. Es dient zur »Schleimhautpflege« für Magen und Darm (Olivenöl kann u.a. überschüssige Säure im Magen neutralisieren) – eine Heilwirkung, die sich z.B. die Mittelmeerdiät zunutze macht, bei der viel frisches Gemüse, Olivenöl, wenig rotes Fleisch, Rotwein und Brot verzehrt werden.

Olivenöl ist für den Verdauungsprozess leicht aufzuspalten und wird fast vollständig vom Körper ausgenutzt. Das sehen wir daran, dass Anwohner des Mittelmeerraums bei kalorienreicher Ernährung mit vergleichsweise hohem Fettkonsum eine niedrigere Herzinfarktrate und deutlich bessere Cholesterinwerte als West- und Nordeuropäer haben. Im Mittelmeerraum gilt Olivenöl eben als wahres Gesundheitselixier!

Wissenschaftlich belegt sind seine Heilwirkungen bei den folgenden Krankheiten und Symptomen:

Bluthochdruck
Hautkrankheiten
Magen-Darm-Erkrankungen
Osteoporose
Rheumaschmerzen
Thromboseneigung
Verstopfung

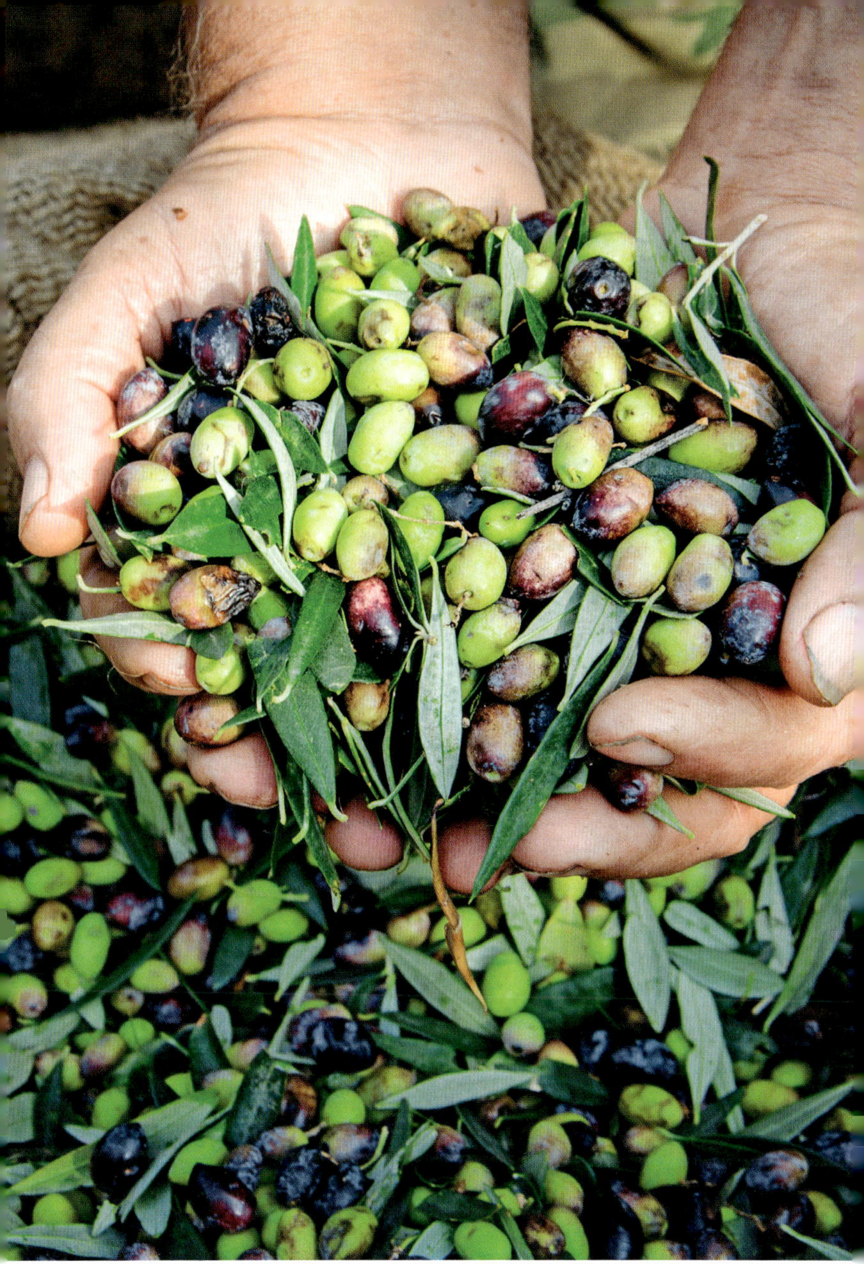

^ Hände voll frisch geernteter Oliven: köstlich und gesund

Der regelmäßige Verzehr von Olivenöl wirkt vorbeugend gegen und hat einen regulativen Einfluss auf zahlreiche Krankheiten:

- Arteriosklerose
- das metabolische Syndrom
- Diabetes
- Gallensteine
- Herz-Kreislauf-Erkrankungen
- Krebserkrankungen
- Schlaganfall

Achtung:
Wenn Sie Gallensteine haben oder diese vermuten, therapieren Sie sich bitte nicht selbst mit Olivenölzubereitungen. Die abgehenden Steine könnten eine Gallenkolik auslösen.

Verwenden Sie Olivenöl zur äußeren Anwendung sparsam und vorsichtig. Bei Überdosierung besteht die Gefahr von Hautreizungen und allergischen Reaktionen.

Auch in den Blättern zeigt sich die heilende Wirkung des Olivenbaums. Sie wirken:

- blutdruckregulierend
- entzündungshemmend
- fiebersenkend
- juckreizstillend
- schützen vor Parasiten, Pilzen und Bakterien

Olivenblätter werden traditionell verwendet als Mittel gegen Fieber und Malaria, Bluthochdruck, Herzklopfen und durch Bakterien und Viren hervorgerufene Erkrankungen. Es heißt, dass sie sogar Hefepilz-Infektionen bekämpfen.

**Ist das Leben wie die Olive eine bittere Frucht,
so greife man beide scharf mit dem Pfeffer an,
und sie liefern das süßeste Öl.**

Jean Paul (1763–1825)

Alte Hausmittel mit Olivenöl

Olivenöl ist nicht nur ein traditionelles Nahrungs- und Pflegemittel, es gehörte, besonders bei der ärmeren Bevölkerung, auch zur Hausapotheke. Folgende Rezepte sind überliefert:

Haferschleim mit Olivenöl gegen Magenschmerzen

Den Haferschleim wie gewohnt zubereiten, vor dem Essen einen Esslöffel Olivenöl untermischen.

Kropfvorbeugung mit Olivenöl

Täglich 3–4 Esslöffel Olivenöl einnehmen.

Massage mit Olivenöl gegen Muskelkater

Nach körperlicher Belastung die betroffenen Stellen an Armen und Beinen mit Olivenöl einreiben und das Öl leicht einmassieren.

Milch mit Olivenöl gegen Reizmagen

In eine Tasse kalte oder warme Milch einen Esslöffel Olivenöl geben und gut verrühren. Als Kur jeden Morgen auf nüchternen Magen trinken.

Olivenöl gegen Erkältung

Vorbeugend einen Tropfen Olivenöl auf die Nasenschleimhäute auftragen oder im Liegen mit einer Pipette einen Tropfen in jedes Nasenloch geben. Das Öl wirkt wie ein Schutzfilm gegen Bakterien und Viren.

Wenn es Sie bereits erwischt hat und die Nase verstopft ist, hilft das Olivenöl, den Schleim »aufzuweichen«, sodass er schneller abfließt.

Olivenöl gegen Halsschmerzen

Einen Esslöffel Olivenöl mit einem Esslöffel frisch gepressten Zitronensaft mischen und langsam trinken. Vorbeugend einmal morgens anwenden. Zur unterstützenden Behandlung von Halsschmerzen über den Tag verteilt und vor dem Schlafengehen anwenden.

Olivenöl gegen körperliche und geistige Erschöpfung

Morgens auf nüchternen Magen einen Esslöffel Olivenöl einnehmen.

Olivenöl gegen Ohrenschmerzen

Wenig Olivenöl leicht erwärmen, 1–2 Tropfen in das betroffene Ohr geben, mit einem Wattebausch schließen.

Olivenöl gegen rheumatische Schmerzen

Als Kur morgens und abends je einen Teelöffel Olivenöl einnehmen. Außerdem die betroffenen Stellen mehrmals täglich mit Olivenöl einreiben.

Olivenöl gegen Rückenschmerzen

Mehrmals täglich die betroffenen Stellen mit Olivenöl einreiben und das Öl sanft einmassieren.

Olivenöl gegen Verstopfung

Morgens auf nüchternen Magen und vor dem Schlafengehen je einen Teelöffel Olivenöl einnehmen.

Olivenöl mit Zitrone gegen allerlei Beschwerden

3 Tropfen frisch gepressten Saft einer unbehandelten Zitrone mit einem Teelöffel Olivenöl mischen und morgens auf nüchternen Magen einnehmen. Mit dem Frühstück 20–30 Minuten warten.

Diese Mischung hilft gegen einen schlechten Geschmack im Mund, allgemeines Unwohlsein, Erschöpfung, Kopf-, Magen-, Rheumaschmerzen und Verdauungsbeschwerden. Sie wirkt antioxidativ, entgiftend, entzündungshemmend, wohltuend für Leber und Gallenblase und schützend für das Herz-Kreislauf-System.

Tipp

Wärmen Sie Olivenöl, das Sie äußerlich anwenden wollen, leicht an. So entfaltet es seine Heilwirkung noch besser.

Erste Hilfe mit Olivenöl

Wegen seiner entzündungshemmenden Wirkung eignet sich Olivenöl auch sehr gut als Notfallmittel.

Heißes Olivenöl bei entzündeter Haut und entzündetem Nagelbett

Olivenöl erhitzen, auf ein sauberes Stofftuch geben und auf die betroffenen Stellen auflegen.

Olivenöl-Dill-Salbe gegen Verstauchungen und schmerzhafte Schwellungen

4 EL frischer Dill
2 EL Olivenöl
etwas Bienenwachs

Den Dill fein hacken und mit dem Olivenöl mischen. 24 Stunden bei Zimmertemperatur stehen lassen, dann durch ein Sieb streichen. Das Bienenwachs erwärmen und so viel davon unter das Öl rühren, bis eine streichfähige Paste entsteht.

Nach dem Kühlen der Verstauchung oder bei Schwellung auf die Haut auftragen und einen Mullverband darüberlegen.

Olivenöl-Johanniskraut-Weißweinmischung gegen Sonnenbrand

250 ml Olivenöl
125 ml Weißwein
150 g Johanniskraut

Das Öl und den Wein vermischen, das Johanniskraut darin 4 Tage lang einlegen, gelegentlich umrühren. Alles im Wasserbad erhitzen, 3 Stunden lang köcheln lassen, anschließend durch ein Sieb drücken. In kleine dunkle Fläschchen füllen und gut verschlossen kühl und dunkel aufbewahren. Bei Bedarf auf die betroffenen Hautstellen tupfen und einziehen lassen.

Olivenöl und Olivenblätter in der Naturheilkunde

Zubereitungen aus Olivenblättern und Olivenöl werden traditionell innerlich eingesetzt gegen Blähungen, Bluthochdruck, Gelbsucht, Magenverstimmungen, als leichtes Abführmittel sowie bei Unruhe und Einschlafproblemen. Zu den Indikationen für äußere Anwendung zählen Bluthochdruck, Leberbeschwerden, leichte Verbrennungen, die Pflege von kleinen Wunden und Psoriasis.

Olivenöl dient auch als Basisöl für die Herstellung von Ölauszügen wie z. B. dem Johanniskrautöl.

Olivenöl in der anthroposophischen Medizin

In der anthroposophischen Medizin heißt Olivenöl auch das »Öl der Mitte«, da es die Mitte, also das Verdauungssystem, stärkt. Es ist das bevorzugte Öl in der Ernährung von Schwangeren, Säuglingen und Kleinkindern. Die Ölsäure spielt eine wesentliche Rolle beim Zellaufbau von Kleinkindern und wirkt sich positiv auf die Lernfähigkeit aus.

Olivenöl im Ayurveda

Im Ayurveda heißt es: »Der gesamte Körper besteht aus fettigen Substanzen, und das gesamte Leben hängt von ihnen ab.« Laut der ayurvedischen Lehre sind Fette für den Organismus unver-

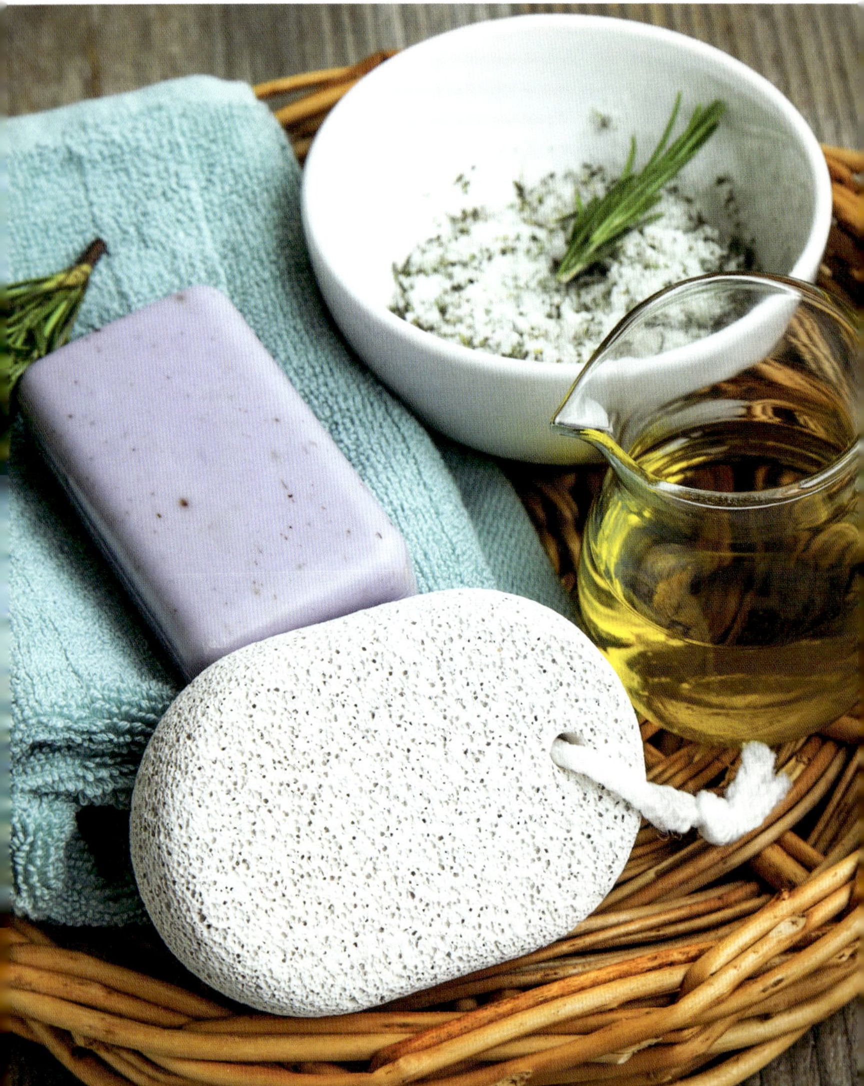

^ Spa-Stilleben mit Olivenöl

zichtbar. Sie schenken Wärme und Stabilität, haben eine positive Wirkung auf das Immunsystem und weisen von allen Nährstoffen den höchsten Energiegehalt auf. Grundsätzlich gilt Olivenöl im Ayurveda als geschmeidig, kräftigend, kühlend und ölig.

Das Kapha wird durch Olivenöl erhöht. Für die eher ölig veranlagten Kapha-Typen gilt daher: Olivenöl selten und sparsam verwenden.

Für Pitta-Typen wirkt Olivenöl in kleinen Mengen kühlend und ausgleichend. Für diese warmen bis heißen Naturelle sollte das Öl nur ganz leicht erwärmt werden.

Vata-Typen haben von Natur aus eher trockene und raue Haut. Sie dürfen Olivenöl großzügig verwenden, da es wärmend und reichhaltig ist.

Die Olive in der Bachblütentherapie

Mechthild Scheffer bezeichnet die aus der Olive gewonnene Bachblütenessenz (Olive, Nr. 23) als Regenerationsblüte. Sie wird körperlich und seelisch ausgebrannten und erschöpften Menschen verabreicht, die sich nur noch zurückziehen wollen. Diese Bachblüte schenkt neue Kraft und hilft dabei, mit der eigenen Lebensenergie sorgsamer umzugehen. Sie hat sich bei körperlichen und seelischen Schwächezuständen aller Art bewährt.

Olivenöl in der Traditionellen Chinesischen Medizin (TCM)

In der Traditionellen Chinesischen Medizin gilt Olivenöl als thermisch neutral und wirkt auf die Funktionskreise Niere, Leber/Gallenblase, Herz und Magen/Milz. Es tonisiert das Yin, das Blut und das Qi, löst Schleim auf, befeuchtet den Darm und leitet Nässe/Feuchtigkeit und Hitze aus.

Olivenöl in der Anwendung

Leberkompresse mit Olivenöl

Ein Tuch mit Olivenöl tränken, mit einem weiteren Tuch abdecken und mit einem großen Tuch oder Schal fixieren. Darauf eine Wärmflasche legen und 30 Minuten ruhen.

Achtung: Wenden Sie die Leberkompresse nur an, wenn Ihre Füße warm sind. Wird die Kompresse als zu kalt empfunden oder beginnen Sie zu frieren, muss sie entfernt werden.

Olivenblätter-Tee (stark konzentriert) gegen Bluthochdruck, Herzbeschwerden, Magenverstimmung und zur Stärkung des Immunsystems

20 g Olivenblätter
1 l Wasser

Die Olivenblätter zerreiben, mit dem Wasser aufgießen, langsam auf ¼ Liter einkochen. Über den Tag verteilt jeweils eine Tasse davon trinken.

Olivenblätter-Tee gegen Schlafstörungen und Nervosität

2 TL Olivenblätter
¼ l kochendes Wasser
Honig

Die Olivenblätter mit dem Wasser übergießen, 10 Minuten ziehen lassen, abseihen. Nach Belieben mit Honig süßen. Vor dem Schlafengehen trinken.

Olivenblätter-Teekur gegen Wechseljahresbeschwerden

20–30 g Olivenblätter

½ l Wasser

Die Olivenblätter über Nacht in kaltem Wasser ziehen lassen. Morgens leicht erwärmen und abseihen.

Drei Wochen lang täglich frisch zubereiten und über den Tag verteilt trinken.

Oliven-Lavendel-Massageöl

Eine Handvoll Lavendelblüten, frisch oder getrocknet

½ l Olivenöl

Das Olivenöl über die Lavendelblüten gießen und 3 Tage an einen sonnigen, warmen Platz stellen und ziehen lassen. Durch einen Kaffeefilter in eine lichtgeschützte Glasflasche gießen.

Olivenöl-Beinwell-Rosmarinbalsam gegen Fußpilz

20 g Beinwellwurzeln

10 g Rosmarin

40 g Bienenwachs

750 ml Olivenöl

Die Kräuter mischen, das Öl darübergeben und im Wasserbad eine halbe Stunde erhitzen. Abkühlen lassen, durch ein Mulltuch abseihen, ausdrücken und über Nacht stehen lassen. Das Bienenwachs schmelzen und die Kräuter-Öl-Mischung langsam hineinrühren, bis ein Balsam entsteht. 2–3 Mal täglich auf die betroffenen Stellen auftragen und leicht einmassieren.

Olivenöl-Kräuter-Fußöl bei spröden, rissigen und wunden Füßen

100 ml Olivenöl
10 g Bärlauch
5 g Ringelblumenblüten
2 g Rosmarinblüten
2 g Lavendelblüten

Das Öl erwärmen, den Bärlauch und die Blüten hineingeben und 3 Minuten kochen lassen. Abkühlen lassen und über Nacht kühl stellen. Am nächsten Morgen vorsichtig erhitzen und ca. 10 Minuten lang durchrühren. Abkühlen lassen, bis das Öl handwarm ist, durch ein Mulltuch seihen und abfüllen. Dünn auftragen.

Olivenöl und Zitronensaft bei Ohrenschmalz

2–3 Tropfen Olivenöl
2–3 Tropfen Zitronensaft, frisch gepresst
2 Tropfen Wasser

Die Zutaten vermischen und dreimal täglich 1–2 Tropfen handwarm mit einer Pipette ins Ohr träufeln.

Oliven-Veilchen-Öl gegen Wadenkrämpfe

50 ml Olivenöl
50 ml Veilchenöl

Die Öle vermischen, in ein lichtgeschütztes Fläschchen füllen und kühl, nicht kalt aufbewahren. Bei Bedarf die Wade kräftig mit dem Öl massieren. Diese Mischung können Sie auch vorbeugend gegen Wadenkrämpfe verwenden.

Teemischung mit Olivenblättern gegen Durchblutungsstörungen

20 g Olivenblätter
20 g Schafgarbe
20 g Weißdorn
20 g Bärentraubenblätter
20 g Mistel
1 l Wasser

Die Kräuter mischen, mit dem Wasser übergießen und über Nacht ziehen lassen. Am nächsten Morgen 5 Minuten kochen, 10 Minuten ziehen lassen und abseihen. Über den Tag verteilt 3 Tassen trinken.

Olivenöl für die Schönheit

Traditionell wird Olivenöl seit Tausenden von Jahren zur Pflege von Haut, Haaren, Wimpern und Nägeln verwendet.

Oliven-Mandelöl gegen Krähenfüße

10 ml Olivenöl
10 ml Mandelöl

Die Öle gut vermischen, zwei kleine Mulltücher darin tränken, ausdrücken und auf die Augen legen. 20 Minuten einwirken lassen. Bei regelmäßiger täglicher Anwendung werden Krähenfüße gemildert und die Haut um die Augen bleibt glatt und weich. Auch zur Vorbeugung von Krähenfüßen geeignet.

Olivenöl-Ei-Honig-Zitronensaft-Shampoo für trockenes Haar

1 Eiweiß

Honig

1 EL Olivenöl

2 Eigelb

1 EL Honig

Saft von 1 Zitrone

Eiweiß und Eigelb gründlich verquirlen. Honig, Olivenöl und Zitronensaft hinzugeben und gut vermischen. In die nassen Haare und in die Kopfhaut einmassieren, kurz einwirken lassen und gründlich mit viel Wasser abspülen.

Olivenöl für schöne Wimpern

2–3 Tropfen Olivenöl

Mit den Fingerspitzen von unten her auf die Wimpern auftragen. Kräftigt die Wimpern und lässt sie glänzen.

Olivenöl gegen Falten

2–3 Tropfen Olivenöl

Mit den Fingerspitzen behutsam auf Falten und Lachfältchen auftragen und leicht kreisend einmassieren.

Olivenöl gegen splitternde Nägel

Vor dem Schlafengehen jeweils einen Tropfen Olivenöl auf die betroffenen Nägel geben und leicht einmassieren.

Olivenöl-Handbad bei rissiger Nagelhaut und brüchigen Nägeln

Zwei Dessertschälchen mit lauwarmem Olivenöl füllen. Die Fingerspitzen für 5–10 Minuten darin baden. Kurz abwaschen.

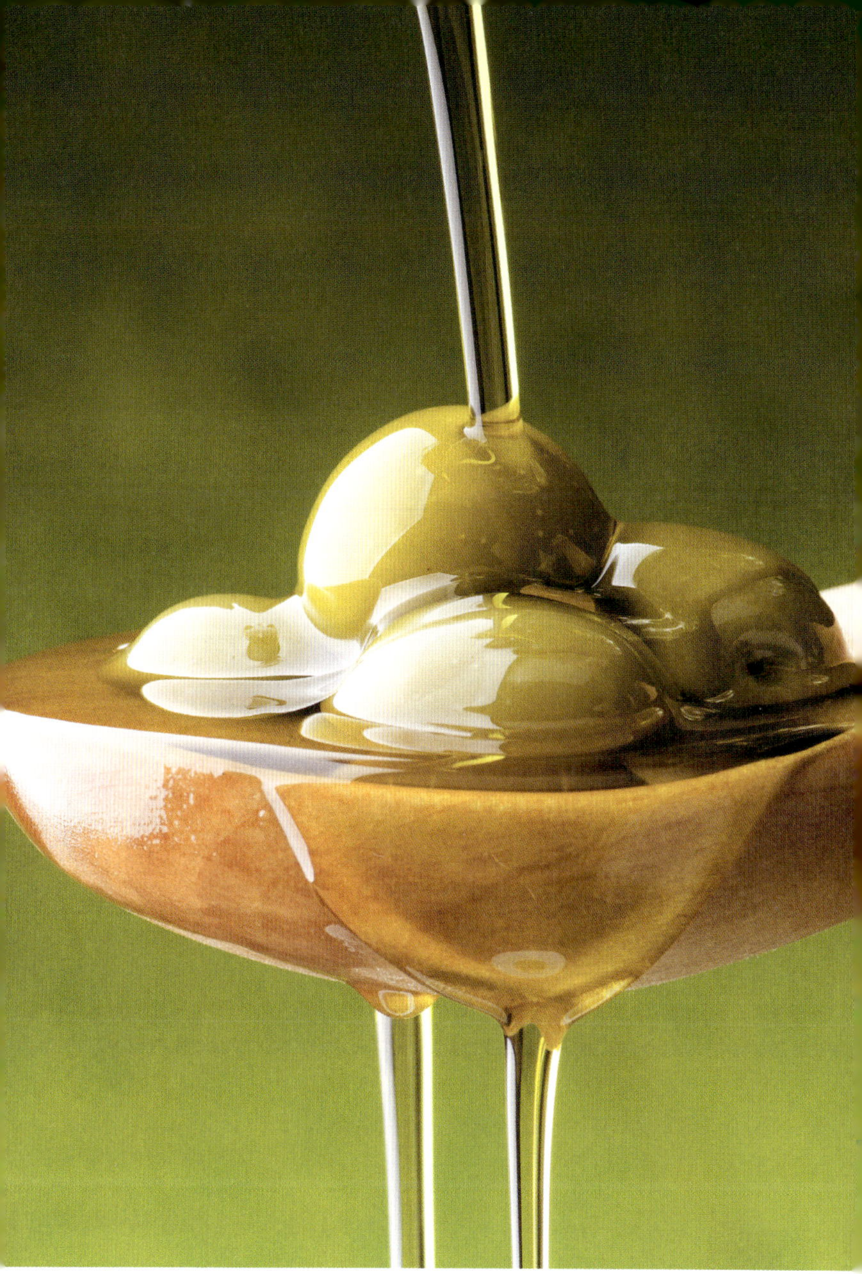

^ Hochwertiges Olivenöl für die Gesundheit

Olivenöl-Kräuter-Seife

60 g weiße Toilettenseife
100 g weißes Bienenwachs
20 g Ringelblumenblüten
50 ml Olivenöl
50 ml destilliertes Wasser

Die Seife fein raspeln, im heißen Wasserbad mit dem Bienenwachs schmelzen und wieder abkühlen lassen. Die Blüten mit den Fingern zerreiben, in ein verschließbares Glas füllen und mit dem Öl bedecken. Zwei Tage ruhen lassen. Durch ein feines Sieb filtern, dabei die Blüten auspressen. Ein heißes Wasserbad zubereiten, darin das Öl und die Seifen-Wachs-Mischung schmelzen. Das destillierte Wasser erwärmen und dazugießen. Zu einer cremigen Masse verrühren und noch warm zu Kugeln formen. Völlig auskühlen lassen und in Seidenpapier einwickeln.

Tipp

Im Gegensatz zu anderen Seifen baut Olivenseife den Fettmantel der Haut auf. Daher ist sie ideal (nicht nur) für trockene und empfindliche Haut.

Olivenöl-Ringelblumen-Handcreme

100 ml Olivenöl

1 Handvoll Ringelblumenblüten, getrocknet

20 g Bienenwachs

4 Tropfen Melissenöl

Das Olivenöl in einen Topf geben und erhitzen, die Blüten darin 20 Minuten köcheln lassen. Durch ein Küchensieb filtern, dabei den Blütenrückstand gut ausdrücken. Das Bienenwachs dazugeben und bei geringer Hitze langsam schmelzen lassen. Vom Herd nehmen und so lange kalt rühren, bis eine cremige Masse entsteht. Das Melissenöl nach und nach einrühren. In ein lichtgeschütztes Gefäß füllen und kühl und trocken lagern.

Olivenöl-Salz-Eukalyptus-Fußpeeling

1 EL Olivenöl

1 TL Salz

3–5 Tropfen Eukalyptusöl

Alle Zutaten gründlich miteinander vermischen. Die Füße damit einige Minuten lang kräftig massieren, dann abspülen und wie gewohnt pflegen.

Olivenöl-Zitronensaft-Packung für glanzloses Haar

30 ml Olivenöl

30 ml Zitronensaft

Das Öl erwärmen und den Saft untermengen. Die Mischung nach der Wäsche im nassen Haar verteilen, leicht einmassieren und ca. eine Stunde unter einem Frotteehandtuch einwirken lassen. Anschließend gründlich mit Shampoo waschen. Diese Maske können Sie einmal wöchentlich anwenden.

Oliven-Zitronen-Sonnenöl

Geeignet für kurze Sonnenbäder bei sonnengewöhnter Haut

¼ l hochwertiges Olivenöl

Saft von 1 Biozitrone

10 Tropfen Jodtinktur

Alle Zutaten miteinander mischen, in eine dunkle Flasche füllen und vor dem Auftragen auf die Haut gut schütteln.

Reinigungslotion mit Olivenöl, Kakaobutter und Rosenwasser

5 g weißes Wachs

20 g Lanolin

5 g Kakaobutter

40 ml Olivenöl

40 ml Rosenwasser

Das Wachs in einer Schale im Wasserbad schmelzen, dann Lanolin und Kakaobutter hinzufügen. Wenn alles flüssig ist, das Öl hinzugeben und auf 65 Grad erwärmen. In einem feuerfesten Porzellantöpfchen das Rosenwasser ebenfalls auf 65 Grad erwärmen. Die Fettmischung vom Herd nehmen und mit dem elektrischen Handrührer auf kleinster Stufe in das Rosenwasser einrühren, bis die Creme kalt ist. In ein Cremetöpfchen füllen, gut verschließen und kühl lagern.

Dünn auf Gesicht, Hals und Dekolleté auftragen, kurz einziehen lassen, mit einem weichen Papiertuch abnehmen und mit reichlich Wasser abwaschen. Diese Creme eignet sich auch sehr gut zum Entfernen von Make-up.

Tipps für Haushalt und Garten

Drückende Schuhe

Ein Tuch mit kochendem Wasser tränken, auswringen und die Schuhe darin einwickeln. Dann mit Olivenöl einreiben und über Nacht stehen lassen.

Entfernen von Kleberesten

Geben Sie etwas Salz und einige Tropfen Olivenöl in eine Schüssel. Tragen Sie die Mischung mit einem Lappen auf die Reste auf. Nach einer kurzen Einweichzeit lassen sie sich problemlos entfernen.

Flaschen ver- und entkorken

Den Korken einige Minuten in etwas Olivenöl legen. Damit lässt sich die Flasche luftdicht verschließen.
Festsitzende Verschlüsse lassen sich wieder öffnen, wenn man sie leicht von außen mit Olivenöl einreibt.

Kratzer auf Böden und an Möbeln

50 ml Essig mit 150 ml Olivenöl vermischen. Ein Tuch damit tränken und über die Kratzer reiben.

Küchengeräte aus Olivenholz

Küchengeräte aus Olivenholz wie Salatschüsseln und Salatbesteck, Schüsseln, Brettchen oder Pfannenwender sind besonders robust und langlebig. Der natürliche Ölgehalt von Olivenholz tötet sogar Bakterien ab, daher sind Produkte aus Olivenholz deutlich hygienischer als z. B. Kunststoffprodukte. Gebrauchsgegenstände aus Olivenholz werden zur Reinigung nur heiß abge-

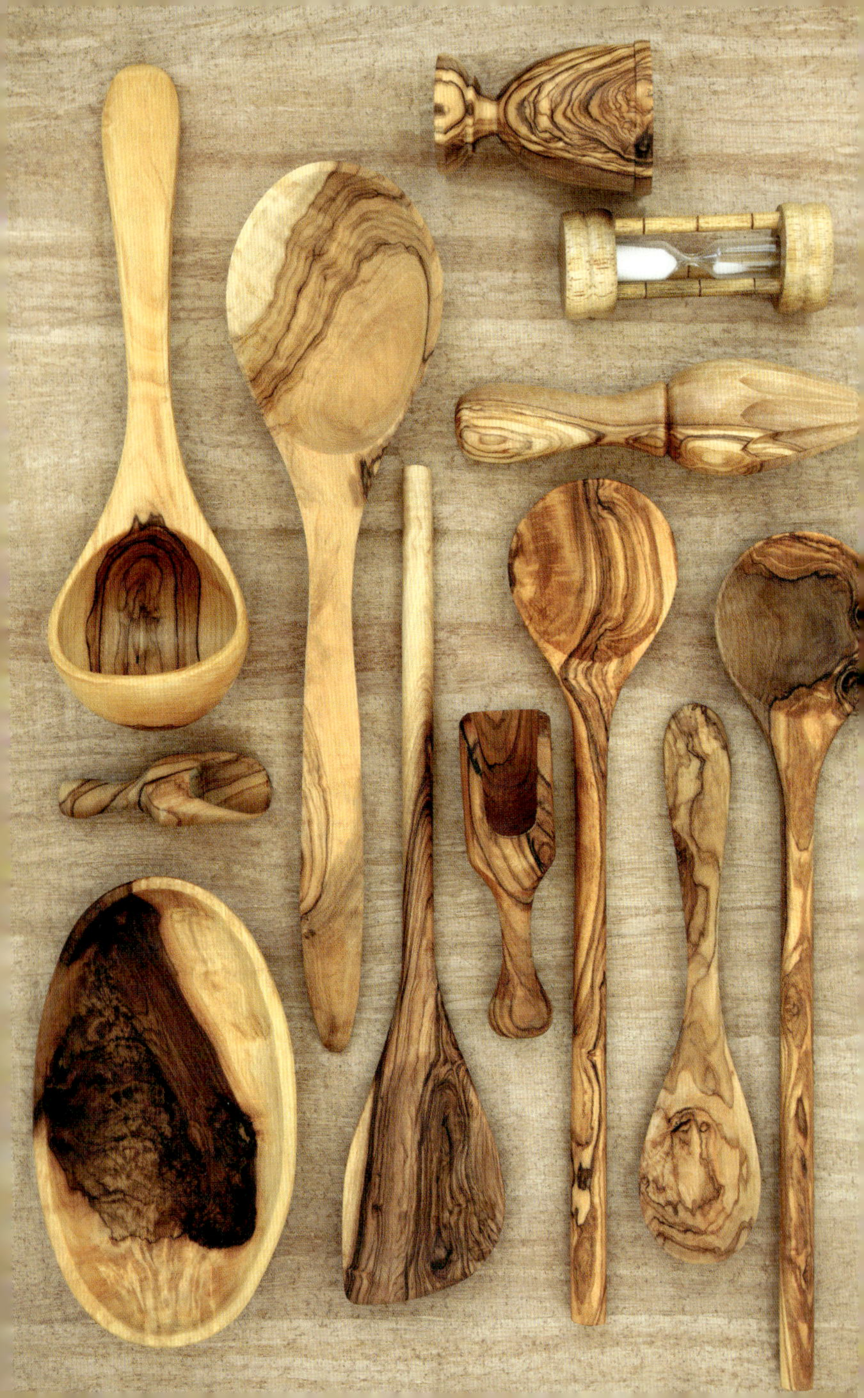

waschen, abgetrocknet und von Zeit zu Zeit mit Olivenöl eingerieben.

Olivenöl-Kartoffelmehl-Möbelpolitur

In etwas Kartoffelmehl einige Tropfen Olivenöl geben und vermischen, sodass ein sämiger Brei entsteht. Diese Mischung auf einen Lappen auftragen, die Möbel damit abreiben, gründlich nachwischen.

Olivenöl-Zitronensaft-Politur für Oberflächen

200 ml Olivenöl
20 ml Zitronensaft, gefiltert
1 kl. Glasflasche mit Korken

Das Öl und den Zitronensaft durch einen Trichter in die Flasche füllen. Mit dem Korken verschließen und kräftig schütteln. Bei Bedarf auf einen Wattebausch träufeln, mit einem Leintuch bedecken und die betreffende Oberfläche kreisförmig polieren.

Diese Politur hält sich an einem dunklen, kühlen Ort für einige Wochen. Vor jedem Gebrauch schütteln.

Pflege von Gartenmöbeln aus Holz

2 Zitronen
100 ml Olivenöl
1 l Wasser

Die Zitronen auspressen, das Olivenöl hinzugeben, die Mischung mit dem Wasser verdünnen. Einen Lappen damit tränken und kräftig über die Möbel reiben.

‹ Küchenutensilien aus Olivenholz sind hervorragende Arbeitsgeräte.

Oliven und Olivenöl in der Küche

Doch der Atreid, ausziehend das Schwert voll silberner Buckeln,
Sprang auf Peisandros hinan. Der hob die schimmernde Streitaxt
unter dem Schild, die ehrne, geschmückt mit dem Stiele von Ölbaum,
Schöngeglättet und lang; und sie drangen zugleich aneinander.

Homer, Ilias, 13. Gesang, 610–613

Zahlreiche Sprichwörter, Zitate und Volksweisheiten belegen die Beliebtheit von Olivenöl als Nahrungsmittel und als Gesundheitsquelle. Hier finden Sie eine kleine Auswahl davon:

- Ein alter Rat zum Beginn eines neuen Jahres: Planst du für ein Jahr, dann säe Korn. Planst du für ein ganzes Leben, dann trinke Olivenöl. (Verfasser unbekannt)
- Plinius der Ältere riet bereits im Jahr 60 nach Christus: am Wein nippen, das Öl kippen.
- Mit einem Früchte tragenden Olivenzweig reinigt sich der Mensch zu vollkommener Gesundheit. (Vergil)
- Die 122 Jahre alt gewordene Jeanne Louise Calment führte ihr hohes Alter und ihre gute Gesundheit auf den täglichen Genuss von Olivenöl, Knoblauch und Portwein zurück.
- In eine Küche gehören Salz, Pfeffer und Olivenöl. (Verfasser unbekannt)

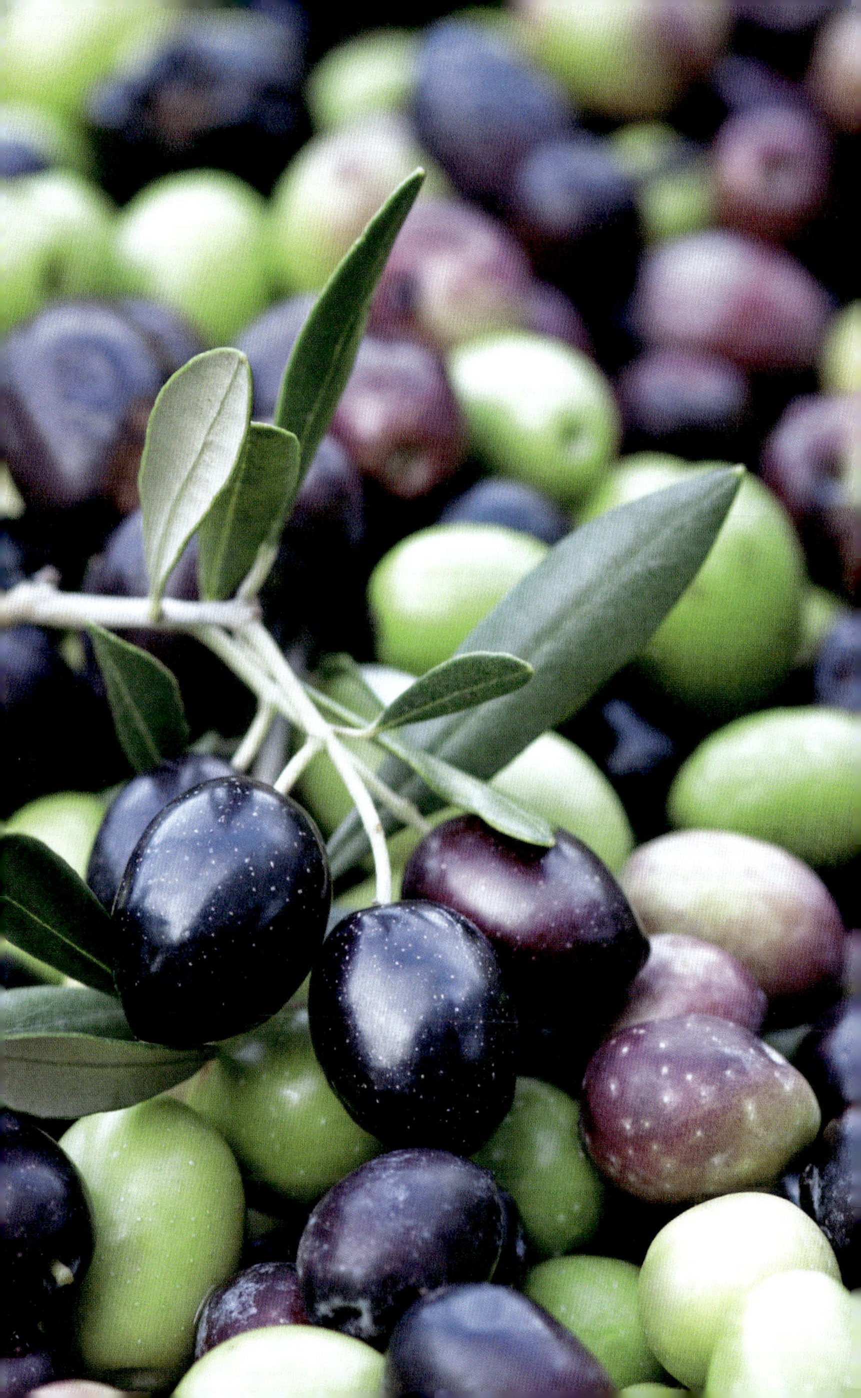

Wissenswertes zur Verwendung von Oliven und Olivenöl in der Küche

Einkaufstipps

Kaufen Sie, wenn irgend möglich, Ihr Olivenöl bei kleinen Anbietern und nicht im Supermarkt. Supermarkt-Olivenöl wird im industriellen Maßstab hergestellt und ist häufig eine Mischung aus den Olivenernten verschiedener Bauern.

Direkt von der Ölmühle kostet ein Liter gutes Olivenöl ca. fünf Euro. Olivenöl, das für weniger Geld verkauft wird, kann folglich nicht von guter Qualität sein. Für ein außergewöhnlich gutes Olivenöl müssen Sie mindestens zehn Euro pro Liter bezahlen.

Die höchste Qualitätsstufe ist »Natives Olivenöl extra«. So darf nur ein Öl gekennzeichnet sein, das sowohl im Geschmack als auch in der chemischen Analyse makellos ist. Die Bezeichnung bedeutet, dass es sich um ein Öl höchster Güteklasse handelt, naturbelassen und von besonderer Qualität. Bei der Herstellung sind nur bewährte mechanische Verfahren wie z.B. die Kaltpressung oder die Kaltextraktion eingesetzt worden.

Die Kennzeichnung »Natives Olivenöl extra« ist sogar in der EU definiert worden (Verordnung Nr. 1234/2007).

Eines der wichtigsten Qualitätsmerkmale von Olivenöl ist der Säuregehalt. Je niedriger der Säuregehalt, desto höher die Qualität. Natives Olivenöl extra z.B. darf maximal einen Säuregehalt von 0,8 g/100 g haben.

Am Säuregehalt lässt sich die Qualität der verwendeten Oliven erkennen. Er steigt, wenn alte, überreife oder gar faule Oliven verwendet wurden. Leider lässt sich der Säuregehalt nicht schmecken – er kann nur im Labor festgestellt werden.

Achten Sie auch darauf, dass das Olivenöl, das Sie kaufen, eine Herkunftsangabe sowie eine Angabe zu den verwendeten Ölen hat. Fehlen diese Angaben, müssen Sie damit rechnen, dass verschiedene Jahrgänge und verschiedene Ernten vermischt wurden oder dass Olivenöl aus anderen Ländern preisgünstig zugekauft wurde.

Lagerung

Kaufen Sie hochwertiges Öl in dunklen, verschließbaren Flaschen und lagern Sie es in einem kühlen Raum oder im Keller, damit es nicht ranzig wird und seinen Wert für Ihre Gesundheit verliert. Ideal ist eine Temperatur zwischen zehn und 16 Grad. Verschließen Sie die Flasche nach jedem Gebrauch sorgfältig. Die Kombination aus Sauerstoff und direktem Sonnenlicht schadet dem Öl und fördert seinen Alterungsprozess. Am besten lagern Sie Ihr Olivenöl wie Wein. Olivenöl, das im Kühlschrank aufbewahrt wird, bildet schnell Flocken, die sich jedoch bei Zimmertemperatur wieder auflösen.

Bei richtiger Lagerung hält sich ein gutes Olivenöl ohne Weiteres bis zu zwei Jahre. Wird es falsch gelagert, riecht es schnell ranzig. Die Fette zerfallen und beginnen übel zu riechen. Ein solches Öl ist nicht gesundheitsschädlich, aber ungenießbar. Schimmel- oder Bakterienbefall ist aufgrund des hohen Fettanteils nicht zu befürchten.

Bei frisch gepressten Ölen bildet sich ein Bodensatz, daher werden industriell hergestellte Öle filtriert. Dieser Bodensatz ist kein Moder oder Schimmel, also kein Anzeichen für ein verdorbenes Öl. Wenn Ihr Olivenöl sich beim Schütteln trübt, handelt es sich um feine Olivenreste, die beim Mahlen und Pressen entstanden sind. Setzen sich zu viele der Geschmacksstoffe und Antioxidantien in diesen Resten am Boden der Flasche ab, schmeckt das Öl sehr intensiv.

Qualitätsmerkmale von Olivenöl

Hochwertiges Olivenöl hat eine intensive gelbe oder grünliche Farbe. Die grünliche Farbe entsteht, wenn die Oliven unreif geerntet wurden. Dieses Öl ist meistens schärfer als das gelbe. Kaufen Sie kein helles, geschmacksneutrales Olivenöl. Es ist mit großer Sicherheit raffiniert.

Verwendung in der Küche

Olivenöl eignet sich gut zum Braten, Dünsten und Frittieren bis 180 Grad sowie als Grundlage für Salatdressings. Dressings mit Olivenöl sollten Sie immer erst kurz vor dem Servieren an den Salat geben.

Idealerweise halten Sie vier Sorten von Olivenöl zur Verwendung in der Küche vorrätig:

- ein frisches aus neuer Ernte, grün-fruchtig im Geschmack, für alle Salate, nicht nur Blattsalate
- ein Olivenöl aus der letzten Ernte, zum Anbraten oder zum Backen
- ein kräftiges, würziges und leicht scharfes für Fleisch
- ein mildes und leicht süßliches für Fisch.

Tipp

Olivenöl, das Sie in der Küche verwenden, sollte immer Zimmertemperatur haben, dann entfalten sich sein Aroma und sein Geschmack am besten. Speisen, denen Sie nach dem Kochen ein paar Tropfen Olivenöl beigeben, schmecken besser und aromatischer.

Backen mit Olivenöl

Sie können Olivenöl sogar zum Backen verwenden anstelle von Butter oder Margarine. Als Faustregel gilt: Drei Viertel Olivenöl pro angegebene Buttermenge, also z. B. 75 ml Olivenöl statt 100 g Butter. Der mit Olivenöl zubereitete Teig wird etwas fester als der mit Butter. Mit seiner lockeren und luftigen Struktur erinnert er an Hefeteig. Der typische Geruch verschwindet durch den Backvorgang. Olivenöl schließt die Feuchtigkeit im Kuchen ein, sodass er bis zu einer Woche frisch und aromatisch bleibt.

Achtung: Ein Teig mit Olivenöl lässt sich nicht ausrollen. Klassische Weihnachtsplätzchen sollten Sie daher auch weiterhin mit Butter backen.

Braten mit Olivenöl

Geben Sie das Olivenöl immer in eine bereits erhitzte Pfanne und beginnen Sie sofort mit dem Anbraten.
Bei niedriger Temperatur: Fisch (nehmen Sie das gelbe Olivenöl!), zartes Fleisch, Früchte, Kartoffeln

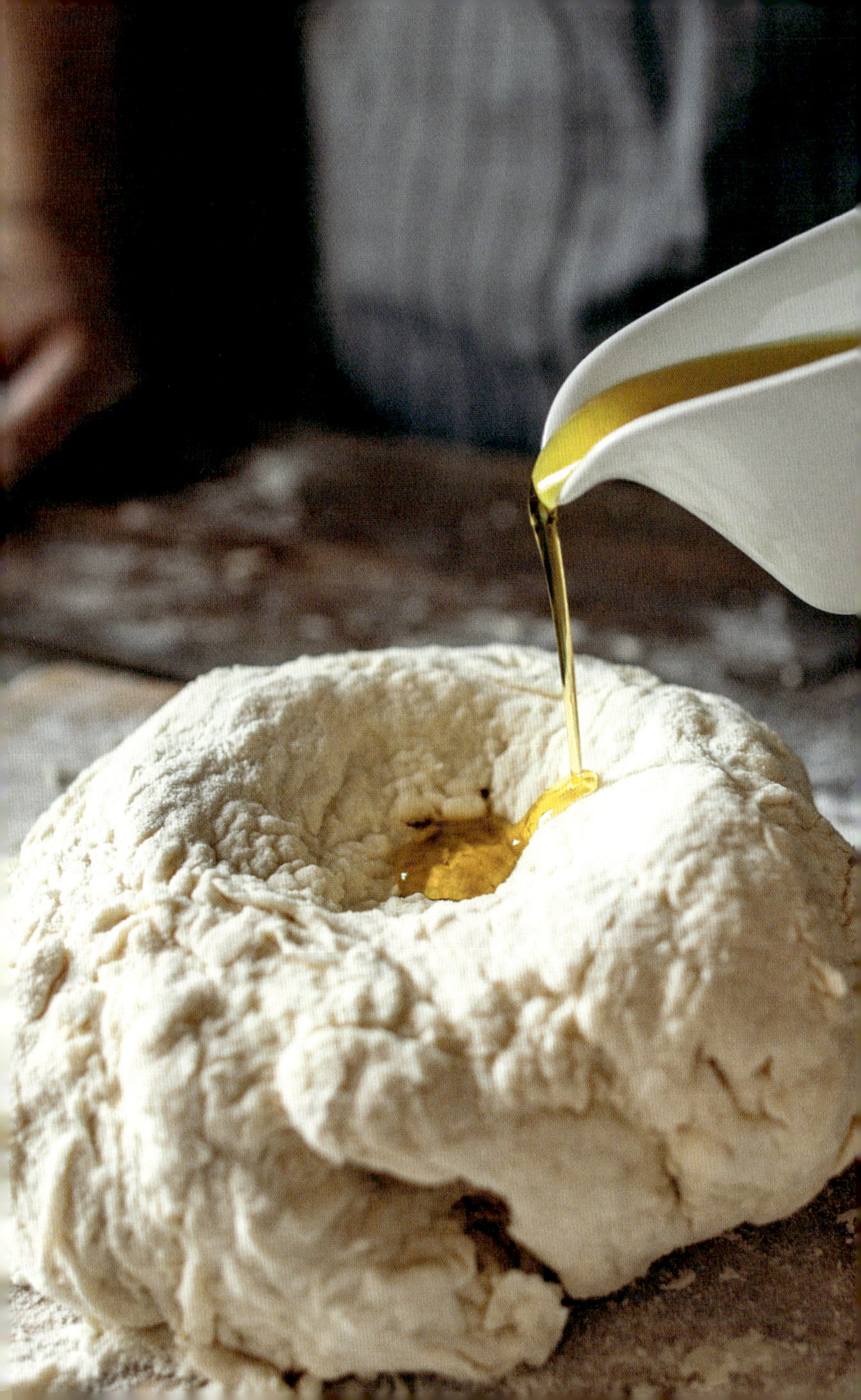

Test: Ein Stückchen Brot in die Pfanne geben. Sobald es sprudelnde Bläschen aufweist, ist die Temperatur richtig.

Bei hoher Temperatur: Braten, Steak
Test: Einen Tropfen Wasser ins Öl geben. Wenn er trocken prasselt, das Fleisch in die Pfanne geben. Das heiße Olivenöl verschließt die Poren des Fleischstücks, und der Bratensaft kann nicht auslaufen. So wird das Fleisch saftig und zart.

Weitere Tipps

› Der typische Geruch von Olivenöl verflüchtigt sich übrigens beim Backen. Wenn Sie ganz auf Nummer sicher gehen wollen, verwenden Sie zum Backen am besten ein mildes Olivenöl und geben eine Prise Zimt dazu.
› Pizzateig weicht nicht durch, wenn Sie ihn vor dem Belegen mit etwas Olivenöl bestreichen.
› Butter auf einem Brot mit Käse oder Wurst lässt sich gut durch Olivenöl ersetzen. Probieren Sie es aus! Auf Mallorca ist das Pa amb oli (Brot mit Öl) bekannt: Geröstetes Bauernbrot wird zunächst mit einer Knoblauchzehe, dann mit einer halbierten Tomate eingerieben, mit Olivenöl beträufelt und schließlich mit Käse, Schinken oder Fleisch belegt.

Köstliches mit und von der Olive

In Olivenöl eingelegtes Gemüse

Gemüse selbst einzulegen ist auch für Ungeübte nicht schwer, und das Einlegen selbst braucht nicht viel Zeit. Das Gemüse wird in sterilisierte Twist-Off-Gläser gefüllt und muss an einem kühlen, dunklen Ort mindestens eine Woche ziehen. Danach kann es als schmackhafte Beilage zu Brot, Kartoffeln oder Fleisch dienen.

Artischocken

5–8 Artischocken
Saft von 3 Biozitronen
3 EL Salz
1 EL schwarze Pfefferkörner
2 Lorbeerblätter
½ l Wasser
½ l trockener Weißweinessig
1 Biozitrone
1 l Olivenöl

Von den Artischockenblättern die Spitzen abschneiden, die Samenfäden mit einem Löffel auskratzen, die Stiele kürzen. Den Zitronensaft in Wasser geben und die Artischocken hineinlegen. Salz, Pfefferkörner, Lorbeerblätter und Wasser aufkochen. Die Artischocken abtropfen lassen, vierteln und ca. 20 Minuten in dem Sud kochen lassen. Die Gewürze herausnehmen, in ein Schraubglas füllen. Die Artischocken abkühlen lassen, ausdrücken und dazu geben. Die Zitrone in Scheiben schneiden, zu den Artischocken geben und mit dem Öl übergießen. In vorbereitete Gläser füllen und an einem kühlen, dunklen Ort eine Woche ziehen lassen.

Gemischte Oliven

Zutaten für 3 Gläser à 500 ml

100 g getrocknete Tomaten
6 Knoblauchzehen
4 EL Olivenöl
3 EL getrockneter Thymian
3 EL getrockneter Rosmarin
6 getrocknete Chilischoten
1 große Biozitrone
700 g schwarze und grüne Oliven
Fleur de Sel
Pfeffer aus der Mühle
2 TL Zucker
450 ml Olivenöl

Die Tomaten in heißem Wasser 10–15 Minuten ziehen lassen. Den Knoblauch schälen und in eine große Pfanne pressen. Das Olivenöl, Thymian, Rosmarin und Chilis dazugeben und erwärmen. Die Zitrone heiß abwaschen, die Schale fein reiben und in die Pfanne geben, den Saft auspressen und ebenfalls dazugeben. Bei kleiner Hitze kurz durchziehen lassen. Die Tomaten abgießen, trockentupfen und in Streifen schneiden. Zusammen mit den Oliven in die Pfanne geben. Mit Fleur de Sel, Pfeffer und Zucker abschmecken. Das restliche Olivenöl angießen und an einem kühlen, dunklen Ort mindestens eine Woche ziehen lassen.

Tomaten

2 kg kleine, reife, feste Tomaten
¼ l Weißweinessig
¼ l Wasser
1 Knolle Knoblauch
Nach Belieben Basilikum, Petersilie, Salbei, Thymian
1 l Olivenöl

Die Tomaten waschen, trockentupfen und halbieren. Den Essig mit dem Wasser vermischen und die Tomaten kurz hineinlegen. Die Knoblauchzehen abziehen. Die Kräuter waschen und trockentupfen. Tomaten, Knoblauch und Kräuter schichtweise in vorbereitete Gläser füllen. Das Öl darübergießen, sodass alles bedeckt ist. An einem kühlen, dunklen Ort eine Woche ziehen lassen.

Zitronen-Ingwer-Oliven

1 Biozitrone
1 St. Ingwer, ca. 2 cm
1 Rosmarinzweig
200 g Oliven
200 ml Olivenöl

Die Zitrone heiß waschen, abtrocknen, die Schale fein abreiben, dabei das Weiße darunter nicht nutzen. Den Ingwer schälen und fein reiben. Den Rosmarin abspülen, trockenschütteln und klein schneiden. Alles zusammen mit den Oliven in ein Glas füllen. Olivenöl angießen, bis alles vollständig bedeckt ist. Das Glas verschließen und vorsichtig schütteln. 2–3 Tage im Kühlschrank ziehen lassen.

Vorspeisen

Salate

Fruchtiger Olivensalat

Für 4 Personen

½ reife Mango

30 g schwarze Oliven in Öl, entsteint

½ rote Zwiebel

1½ EL Olivenöl

1 EL Sherryessig

Salz

Pfeffer

Zum Garnieren

4 Stiele Oregano

Die Mango schälen. Dicke Scheiben Fruchtfleisch vom Stein abschneiden und in Streifen schneiden. Die Oliven abtropfen lassen, dann grob hacken. Die Zwiebel in feine Scheiben schneiden.

Mango, Oliven und Zwiebel in einer Schüssel vermischen, Olivenöl und Essig darübergeben, gut durchmischen, mit Salz und Pfeffer abschmecken.

Die Oreganoblättchen von den Stielen zupfen und kurz vor dem Servieren über den Salat geben.

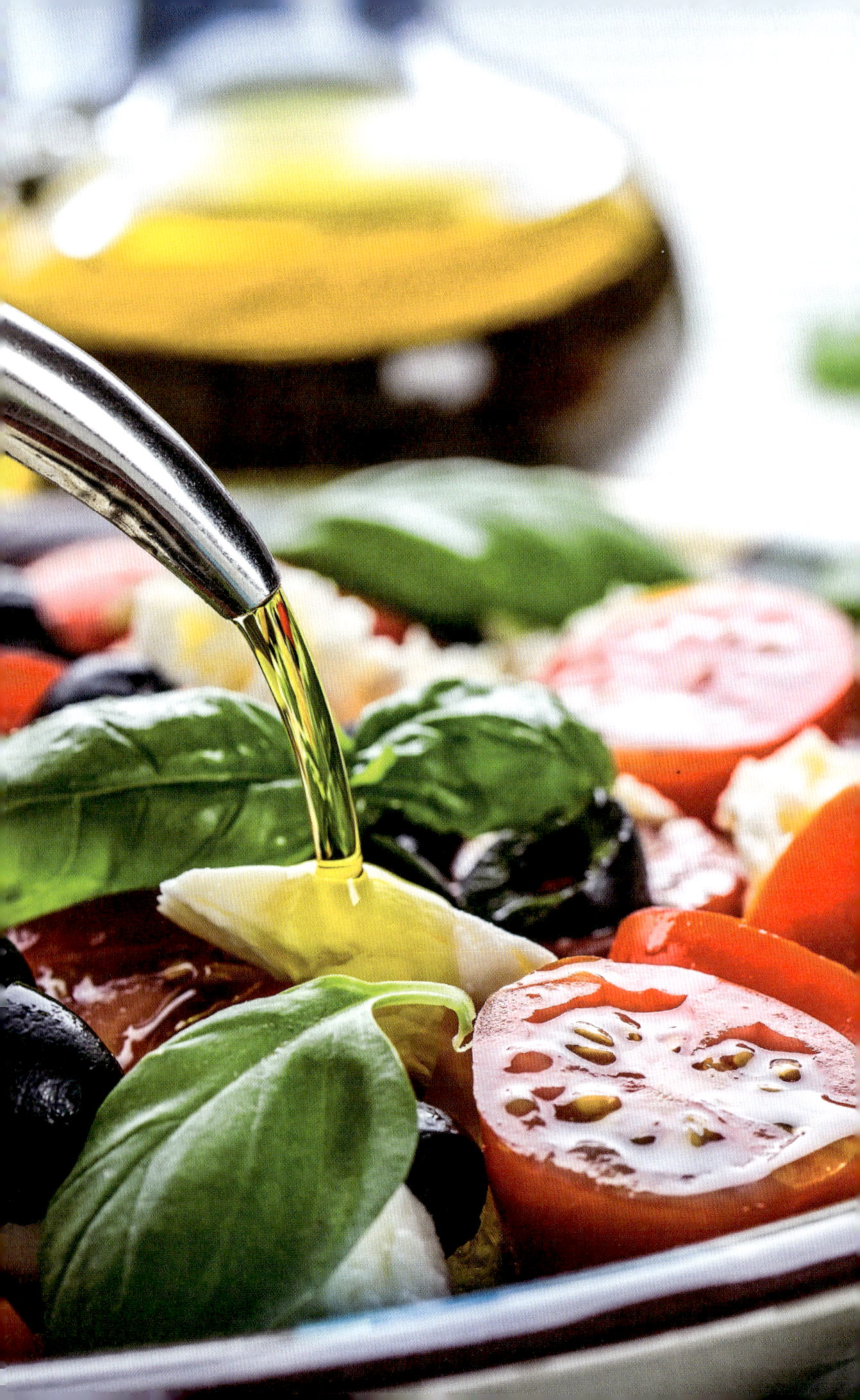

Palmherzensalat

Für 4 Personen

½ Kopf Radicchio

1 kl. Dose Palmherzen

3 Feigen

Für das Dressing:

60 g schwarze Oliven, entsteint

½ rote Chilischote

1½ EL Apfelessig

Salz

Weißer Pfeffer aus der Mühle

1½ EL Olivenöl

1½ EL Sojaöl

100 g Crème fraîche

Den Strunk des Radicchio keilförmig herausschneiden. Die Blätter waschen und zerkleinern. Die Palmherzen abtropfen lassen und in Scheiben schneiden. Die Feigen schälen und vierteln.

Dressing:

Die Oliven hacken. Die Chilischote aufschneiden, Kerne und Zwischenwände entfernen, fein hacken. Den Essig mit Salz und Pfeffer verrühren. Das Olivenöl und das Sojaöl unter Rühren hinzufügen. Alles mit der Crème fraîche verrühren und abschmecken.

Radicchioblätter, Palmherzen und Feigen auf vier Schälchen verteilen, die Sauce dazugeben und sofort servieren.

Suppen

Möhren-Sardellen-Oliven-Suppe

Für 4 Personen

1 Bund Möhren
½ l Gemüsebrühe
100 g Sardellenfilets aus der Dose
200 g grüne Oliven, entsteint
1 TL Butter
Chilipulver
Currypulver
etwas Milch
400 ml Sahne
Basilikumblätter zum Garnieren

Die Möhren schälen, in dicke Scheiben schneiden und in der Gemüsebrühe weich kochen. Die Sardellen abtropfen lassen und fein hacken. Die Oliven ebenfalls abtropfen lassen und fein hacken. Sardellen, Oliven, Butter, Chilipulver, Currypulver und Milch zu den Möhren in die Gemüsebrühe geben. Die Sahne angießen, alles noch einmal aufkochen lassen, dann pürieren. Mit Basilikum garniert servieren.

Oliven-Mandel-Suppe mit Safran

Für 4 Personen

6 Knoblauchzehen
100 g grüne Oliven, entsteint
1 Bund Petersilie
2 EL Olivenöl
200 g Mandeln, fein gerieben
1 l Hühnerbrühe
100 mg Safranfäden
Salz
Pfeffer
2 TL Paprikapulver edelsüß
2 Scheiben Weißbrot vom Vortag
2 EL Olivenöl

Den Knoblauch schälen und pressen. Die Oliven in sehr feine Scheiben schneiden. Die Petersilie waschen und trockenschütteln, die Blättchen fein schneiden. Eine Handvoll zum Garnieren beiseitelegen.

Das Olivenöl erhitzen. Knoblauch, Oliven und Petersilie darin andünsten. Die Mandeln dazugeben und braten, bis sie leicht duften. Die Hühnerbrühe angießen.

Den Safran mit den Fingern zerreiben und in etwas warmem Wasser anrühren, dann in die Suppe geben. Mit Salz, Pfeffer und Paprikapulver abschmecken. Ohne Deckel bei schwacher Temperatur ca. 10 Minuten kochen lassen.

In der Zwischenzeit die Rinde vom Brot entfernen, das Brot in kleine Würfel schneiden und in dem Öl knusprig braten. Mit der restlichen Petersilie unter die Suppe mischen, abschmecken und sofort servieren.

Herzhaftes

Oliven-Tomaten-Terrine

Achtung: Kühlzeit über Nacht!

Für 4 Personen

1 kg Flaschentomaten
1 Gemüsezwiebel
1 Knoblauchzehe
1 Paprika, rot
4 EL Olivenöl
3 EL Tomatenmark
Salz
schwarzer Pfeffer aus der Mühle
1 TL Zucker
1 EL Balsamico
1 TL Paprikapulver
2 Msp. Chilipulver
100 grüne Oliven, entsteint
ein paar Stiele Basilikum
350 g Ziegenfrischkäse
12 Blatt weiße Gelatine
5 EL Sahne

Zum Garnieren

Feldsalatblätter, Oliven oder Cocktailtomaten
Balsamico

Die Tomaten kreuzweise einritzen, 2 Minuten in kochendes Wasser legen, abschrecken, den Stielansatz entfernen, Haut abziehen, die Kerne herausnehmen und das Fruchtfleisch in Würfel schneiden. Die Gemüsezwiebel häuten und ebenfalls in Würfel schneiden, die Knoblauchzehe abziehen und pressen. Die Paprika waschen, das Innere entfernen, in Würfel schneiden.

Das Olivenöl in einen vorgewärmten Topf geben, die Gemüsezwiebel darin andünsten. Paprika und Knoblauch hinzufügen, weitere Minuten dünsten. Tomaten und Tomatenmark dazugeben. Mit Salz, Pfeffer, Zucker, Balsamico, Paprika- und Chilipulver würzen. Auf kleiner Flamme 30 Minuten kochen.

Inzwischen die Oliven hacken, das Basilikum waschen, trockenschleudern und ebenfalls hacken. Beides zu dem Ziegenfrischkäse geben, gründlich verrühren, mit Salz und Pfeffer abschmecken.

Die Tomatenmischung pürieren, abschmecken und vom Herd nehmen. In zwei getrennten Schälchen einmal 7 Blatt Gelatine und einmal 5 Blatt Gelatine einweichen, dann ausdrücken. Die 7 Blatt in die warme Tomatenmischung einrühren, anschließend in den Kühlschrank stellen. Die Sahne erhitzen und vom Herd nehmen. Die 5 Blatt Gelatine ausdrücken, in der Sahne auflösen und in die Frischkäse-Oliven-Masse rühren. Abgedeckt kaltstellen.

Eine Auflaufform mit Klarsichtfolie auslegen. Sobald das Tomatenmus geliert, die Hälfte davon in die Form füllen. Die Frischkäse-Oliven-Masse darübergeben und mit Tomatenmus abschließen. Mit Alufolie bedecken und über Nacht im Kühlschrank fest werden lassen.

Die Terrine in Scheiben schneiden, mit Feldsalatblättern, Oliven oder Cocktailtomaten nach Belieben garnieren und mit Balsamico beträufeln.

Ropa vieja

Für 4 Personen

Der Name bedeutet »Alte Wäsche«. Ropa vieja ist eine aus (Fleisch-)Resten zusammengestellte Vorspeise.

500 g Kichererbsen, getrocknet (garbanzos)
1 Hähnchenschenkel
1 dünnes Kalbsschnitzel
2 Zwiebeln
200 ml Olivenöl
4 reife Tomaten
Salz

Die Kichererbsen am Abend vorher einweichen. Am Tag der Zubereitung abtropfen lassen und zusammen mit dem Fleisch ca. 1 Stunde kochen. Das Fleisch herausnehmen, abtropfen lassen und beiseitestellen. Die Kichererbsen abtropfen lassen und pürieren. Die Zwiebeln in dem Öl glasig anbraten, zusammen mit den Tomaten bei geringer Hitze schmoren lassen. Das Kichererbsenpüree darunterheben und mit dem Fleisch gut vermischen. Mit Olivenöl und Salz abschmecken.

Wenn du den Olivenhain erhältst,
ohne auch nur einen Baum auszureißen,
werden vier Engel nach ihrer Musette greifen
und an den vier Ecken deines Hauses spielen.
Wenn du aber, wahnsinnig geworden,
den treuen Baum abschlägst,
werden vier Engel der Traurigkeit
dein ganzes Leben lang deinen Schlaf beweinen.

Henri Bosco (1888–1976)

Snacks

Fettunta (Knoblauchbrot)

Toskanische Spezialität

Für 4 Personen

4 alte Weißbrotscheiben

4 Knoblauchzehen

Salz

Pfeffer

40 ml Olivenöl

Die Brotscheiben toasten und mit je einer Knoblauchzehe einreiben. Salzen und pfeffern. Das Olivenöl leicht erwärmen und das noch warme Brot damit beträufeln.

Oliven-Paprika-Schafskäse-Muffins

Für 24 Stück

100 g Oliven

60 g Walnüsse

1 rote Paprika

200 g Feta

450 g Mehl

2 TL Backpulver

1 TL Natron

½ TL Rosmarin

1 TL Oregano

2 Eier

500 g Joghurt

130 ml Öl

Salz

schwarzer Pfeffer, nach Belieben Chili und Schnittlauch

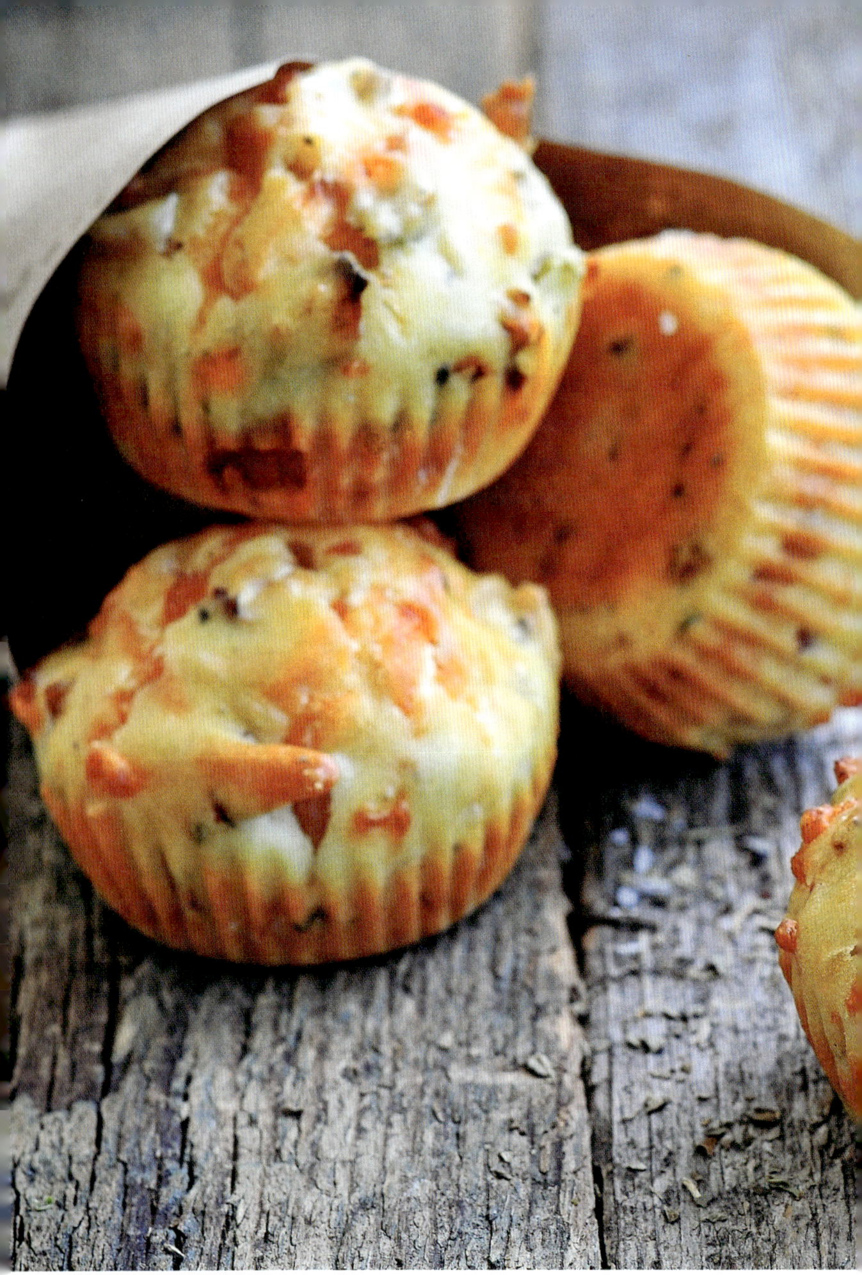

^ Muffins mit Oliven – zur Abwechslung mal herzhaft

Den Backofen auf 140 °C Umluft vorheizen.

Die Oliven, die Walnüsse und die rote Paprikaschote fein hacken. Den Feta in kleine Würfel schneiden. Das Mehl abwiegen und zusammen mit Natron, Backpulver, Rosmarin und Oregano mischen. Die Eier verquirlen und mit dem Joghurt und dem Öl verrühren.

Anschließend die Mehlmischung unter die Eier-Öl-Joghurt-Mischung heben. Oliven, Walnüsse, Feta und Paprika vorsichtig unterrühren. Mit Salz und Pfeffer abschmecken. Nach Belieben die Masse mit gehacktem Schnittlauch oder sehr fein gehacktem Chili verfeinern.

Die Masse in Muffinförmchen einfüllen, ca. 25 Minuten backen.

Hauptgerichte mit Fisch

Backofenfisch mit Gemüse

Für 6 Personen

2 kg Heilbutt oder Rotbarsch
½ Stange Lauch
1 rote Paprika
1 Fenchelknolle
1 Limette
3 Knoblauchzehen
3 Sternanis
1 EL roter Pfeffer
5 Kardamomkapseln
½ EL grobes Salz
3 Zweige Rosmarin

3 Zweige Thymian
150 ml Olivenöl
200 g gemischtes Gemüse

Den Backofen auf 200 Grad Umluft vorheizen.

Den Fisch ausnehmen, säubern, schuppen, auf den dickeren Seiten mehrmals einschneiden und auf ein Backblech legen. Das Gemüse putzen, in sehr kleine Stücke schneiden und zu dem Fisch geben, darauf, darunter und darin verteilen. Die Limette in Scheiben schneiden, für einige Minuten in Olivenöl einlegen, dann auf dem Fisch verteilen. Die Knoblauchzehen leicht zerdrücken, die Kräuter grob hacken und alles um den Fisch herum legen. Mit den Gewürzen bestreuen und mit dem Olivenöl begießen. Ca. ½ Stunde backen.

Gefüllte Brasse

Für 4 Personen

1 Brasse
3 EL Petersilie, fein geschnitten
3 Lorbeerblätter
3 Scheiben getrocknete Tomate
4 Zwiebeln, in Ringe geschnitten
2 Knoblauchzehen, fein geschnitten
100 ml Olivenöl
100 ml Weißwein
3 reife Tomaten, gehäutet und in kleine Würfel geschnitten
Salz
Pfeffer
1 EL Rosmarin
100 g schwarze Oliven

Den Backofen auf 180 Grad vorheizen.

Die Brasse schuppen, ausnehmen und waschen. Den Bauch mit Petersilie, Lorbeerblättern und Tomatenscheiben füllen. In eine feuerfeste Form legen und mit etwas Olivenöl beträufeln.

In einer Pfanne das Olivenöl erhitzen, die Zwiebeln darin goldgelb dünsten. Knoblauch, Tomaten, Wein, Rosmarin, Oliven, Salz und Pfeffer dazugeben, 5 Minuten köcheln lassen. Die Soße um den Fisch herum anrichten. Bei mittlerer Hitze ca. 1 Stunde backen.

Hauptgerichte mit Fleisch

Fleischbällchen mit grünen Oliven

Für 4 Personen

½ kg Hackfleisch
2 Knoblauchzehen, fein geschnitten
100 g altes Brot oder Brötchen, gerieben
Salz
Pfeffer
Kümmel
Olivenöl zum Anbraten

Für die Soße:

100 g Oliven
Wasser
3 EL Olivenöl
1 Zwiebel, fein geschnitten
3 EL Weißwein
½ kg reife Tomaten, püriert

Das Hackfleisch mit Knoblauch, Brot, Salz, Pfeffer und Kümmel vermischen. Aus der Masse Bällchen formen und anbraten.

In der Zwischenzeit die Oliven 3 Minuten lang in dem Wasser kochen, abtropfen lassen, zweimal wiederholen.

Olivenöl und Zwiebeln in eine Pfanne geben, die Oliven hinzufügen, 5 Minuten auf kleiner Flamme dünsten, mit dem Wein ablöschen. Die Tomaten dazugeben, 10 Minuten köcheln. Die Fleischbällchen in die Soße geben und 10 Minuten schmoren.

Patala M'Qualli (Marokkanisches Lammfleisch)

Für 4 Personen

7 EL Olivenöl
1 kg Lammfleisch, in kleine Stücke geschnitten
2 Zwiebeln, fein gehackt
3 Knoblauchzehen, fein gehackt
1 TL Ingwer
1 EL frische Korianderblätter, gehackt
Salz
einige Fäden Safran
1 kg kleine Kartoffeln, geschält, in Würfel geschnitten
3 Tomaten, zerkleinert
200 g violette Oliven, entsteint
1 EL Petersilie, gehackt

Das Öl in einer großen Pfanne erhitzen. Fleisch, Zwiebeln, Knoblauch, Ingwer und Koriander kurz anbraten. Dann mit Wasser bedecken, salzen, Safran hinzugeben und ca. eine Stunde köcheln lassen. Kartoffeln, Tomaten, Oliven und Petersilie einrühren und noch einmal 15–20 Minuten garen lassen. Das Fleisch in die Mitte einer Platte geben, die Kartoffeln sternförmig darum herum anrichten, mit der Soße begießen.

Vegetarische Hauptgerichte

Oliven-Bulgur-Bratlinge

Für 4 Personen

2 kl. Zwiebeln
Olivenöl zum Andünsten
100 g Bulgur
Salz
1 TL Oregano, getrocknet
1 TL Basilikum, getrocknet
400 ml Wasser
100 g grüne Oliven
100 g schwarze Oliven
100 g Feta
2 große Kartoffeln
2 Möhren
2 große Eier
Pfeffer
Olivenöl

Die Zwiebeln in Olivenöl ca. 3 Minuten andünsten. Den Bulgur dazugeben und kurz mitrösten. Mit Salz, Oregano und Basilikum würzen, dann mit Wasser ablöschen. Die Herdplatte ausschalten und alles quellen lassen. Beiseitestellen und abkühlen lassen. Inzwischen die Oliven und den Feta fein hacken, die Kartoffeln und die Möhren fein reiben. Zusammen mit den Eiern in eine Schüssel geben und gut vermischen, mit Pfeffer abschmecken. Die abgekühlte Bulgurmasse unterheben. Bei mittlerer Hitze mit reichlich Olivenöl Bratlinge ausbacken.

Pastinaken mit Oliven-Petersilien-Pesto

Für 4 Personen

400 g Pastinaken

1 kleiner Bund Petersilie

6 EL Olivenöl

12 schwarze Oliven

12 grüne Oliven

Salz

schwarzer Pfeffer aus der Mühle

1 Knoblauchzehe

1 EL Olivenöl

Die Pastinaken waschen, schälen und in dünne Scheiben schneiden, in Salzwasser bissfest blanchieren. Mit kaltem Wasser abschrecken und abtropfen lassen.

Von der Petersilie die Blättchen abzupfen und grob hacken, mit dem Olivenöl fein pürieren. Die Oliven in Ringe schneiden und zu dem Petersilienpesto geben. Mit Salz und Pfeffer würzen.

Den Knoblauch schälen und fein reiben. In dem Olivenöl anbraten, die Pastinakenscheiben dazugeben und durchschwenken. Das Oliven-Petersilien-Pesto dazugeben und alles gut vermischen. Mit Salz und Pfeffer abschmecken.

Schmeckt heiß, lauwarm oder auch kalt.

Dips und Pesti

Pesto Genovese (Basilikumpesto)

Menge für 4 Portionen

2 Knoblauchzehen

2 EL Pinienkerne

80 g frisches Basilikum

40 g frisch geriebener Parmesan

1 EL Pecorino nach Wunsch

100 ml Olivenöl

Das Basilikum waschen, trocknen und die Blätter von den Stängeln zupfen. Den Knoblauch schälen und im Mörser zerstoßen. Die Basilikumblätter und die Pinienkerne nach und nach in den Mörser geben und alles mit kreisenden Bewegungen zu einer Paste verarbeiten. Den Käse unterheben und das Olivenöl angießen.

Das Pesto hält sich mehrere Tage im Kühlschrank. Mit Olivenöl bedeckt halten.

Tapenade

Spezialität aus Südfrankreich. Passt gut zu ofenfrischem Baguette

Menge für 4 Portionen

500 g schwarze Oliven mit Steinen, möglichst aus der Provence

2 Sardellenfilets in Öl

1 Knoblauchzehe

3 TL kleine Kapern

Einige Basilikumblätter

Olivenöl extra vergine

Die Oliven mit den Händen entkernen (Einmalhandschuhe benutzen) und im Häcksler fein zerkleinern. Die Sardellenfilets abgießen, in kleine Stücke schneiden, in den Mörser geben und sehr fein zerstoßen. Die Knoblauchzehe schälen, klein schneiden, mit den Kapern und den Basilikumblättern im Mörser zerreiben.

Alles mischen, Olivenöl in einem dünnen Strahl angießen, dabei ständig rühren, bis die Masse geschmeidig ist. In einen Glasbehälter füllen und großzügig mit Olivenöl bedecken.

Desserts

Olivenöl-Eis

Ruhezeit mindestens 12 Stunden!

Für 4 Personen

300 ml Milch
200 ml Sahne
1 Vanillestange
5 Eigelb
150 g Zucker
100 ml hochwertiges fruchtiges Olivenöl
200 ml Crème fraîche

Milch und Sahne zusammen mit der ausgeschabten Vanillestange aufkochen. Den Topf vom Herd nehmen und ½ Stunde ziehen lassen. Dann die Vanillestange entfernen. Eigelb und Zucker in einer Schüssel schaumig aufschlagen. Nach und nach die heiße Milch-Sahne-Mischung unterziehen. Die Creme wird im warmen Wasserbad allmählich eingedickt, sodass sie schön sämig wird. Zur Rose hin abziehen.

Den Topf vom Herd nehmen, etwas abkühlen lassen. Dann das Olivenöl und die Crème fraîche gründlich untermischen.

Mindestens 12 Stunden ruhen lassen, dann in der Eismaschine gefrieren.

Türkisches Frühstück mit Oliven ›

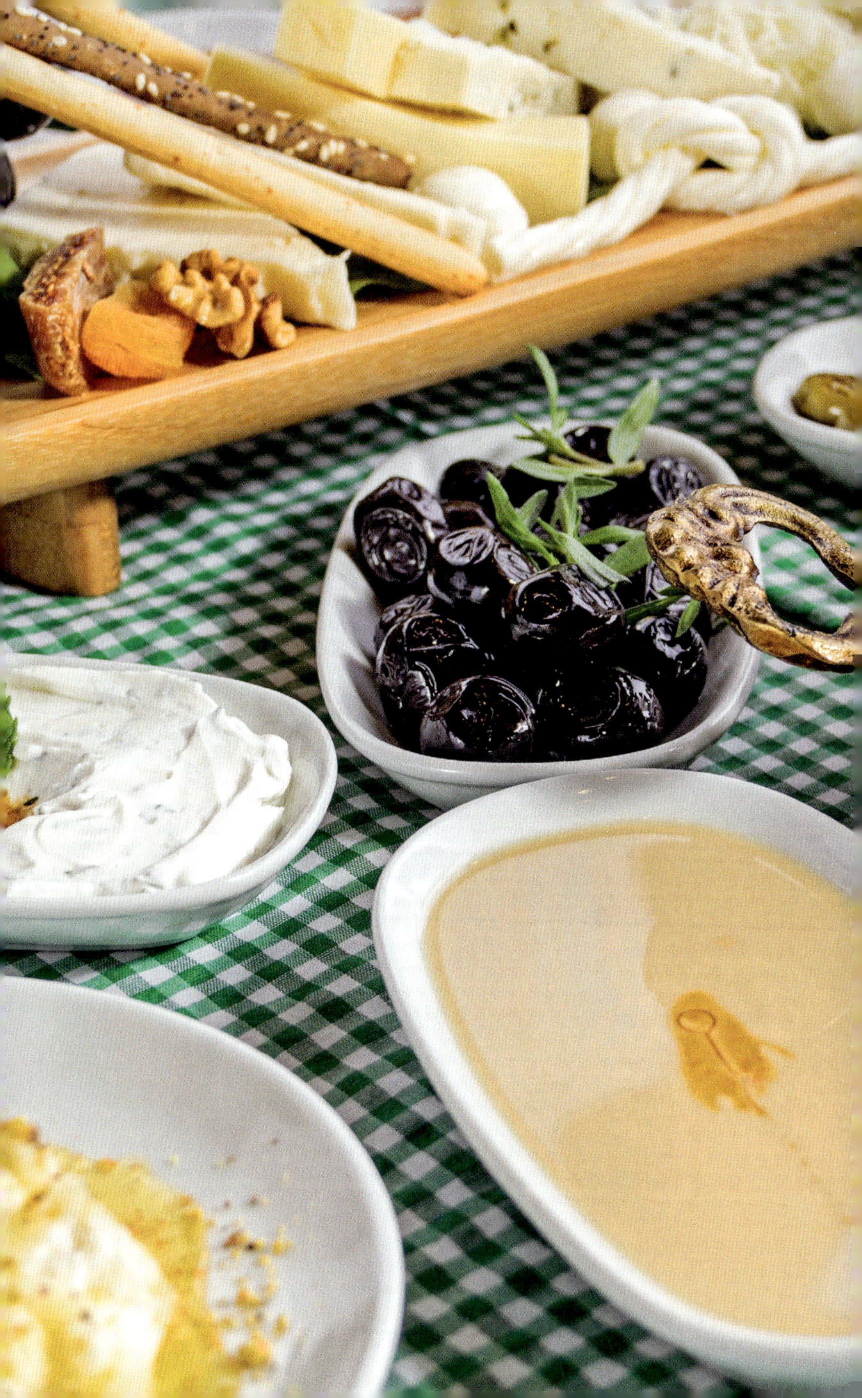

Passionsfrucht-Mousse mit Oliven-Minze-Soße

Zubereitungszeit 1½ Stunden, Kühlzeit mind. 4 Stunden!

Für 6 Personen

Für die Mousse:

24 Passionsfrüchte

5 Blatt weiße Gelatine

50 g Zucker

250 ml Schlagsahne

2 Eiweiß

Für die Schokotäfelchen:

300 g Zartbitter-Kuvertüre

2 TL Öl

Für die Soße:

10 Minzeblätter

2 Passionsfrüchte

2 EL Orangensaft

2 EL Limettensaft

1 EL Puderzucker

½ TL Speisestärke

100 ml Olivenöl, fruchtig-mild

6 Stiele Minze

Für die Mousse:

Die Passionsfrüchte halbieren, das Fruchtfleisch und die Kerne mit einem Teelöffel herausschaben. Kurz mixen, damit sich Fruchtfleisch und Saft von den Kernen trennen, dann durch ein feines Sieb streichen und gut durchdrücken, sodass es 350 ml Saft ergibt.

Die Gelatine in kaltem Wasser einweichen. Den Fruchtsaft mit dem Zucker ganz kurz aufkochen, dann abkühlen lassen. Die Gelatine ausdrücken und in dem heißen Saft unter Rühren auflösen. Den Saft so lange kaltstellen, bis er am Rand leicht zu gelieren beginnt. Die Sahne steif schlagen. Die Eiweiße steif schlagen, dabei 30 g Zucker einrieseln lassen. Erst die Sahne, dann den Eischnee unter den Fruchtsaft heben. Den Boden einer flachen Form mit Frischhaltefolie bedecken. Die Mousse ca. 1½ cm hoch hineinstreichen. Zugedeckt mindestens 4 Stunden kalt stellen.

Für die Schokotäfelchen:
Die Kuvertüre hacken, im heißen Wasserbad schmelzen. Die Rückseite eines Blechs hauchdünn mit Öl bestreichen. Möglichst faltenfrei mit Frischhaltefolie belegen. Die Kuvertüre daraufgießen und mit einem Spatel rasch 1 mm dünn aufstreichen. An einem kühlen Ort vollkommen fest werden lassen. Mit einem runden Ausstecher von 8 cm Durchmesser 16 dünne Täfelchen ausstechen, dabei den Ausstecher jedes Mal wieder in heißes Wasser tauchen. Die Täfelchen kalt stellen.

Für die Soße:
Die Minzeblätter sehr fein schneiden. Die Passionsfrüchte halbieren, die Kerne und das Fruchtfleisch mit einem Teelöffel herausschaben. Mit einer Kelle durch ein Sieb streichen und dabei 50 ml Saft auffangen. Zusammen mit dem Orangensaft, dem Limettensaft und dem Puderzucker erhitzen. Die Speisestärke in wenig kaltem Wasser lösen und damit das Fruchtfleisch binden, abkühlen lassen. Das Olivenöl in einem dünnen Strahl mit einem Schneebesen einlaufen lassen und zu einer emulgierten Soße rühren. Die Minzeblätter dazugeben.

Die Mousse in einem Durchmesser von 6 cm rund ausstechen. Abwechselnd jeweils 4 Schokotäfelchen und 3 Scheiben Mousse auf 6 Tellern anrichten. Die Oliven-Minze-Soße gut verrühren und einen Teil davon darüberträufeln. Mit je einem Stiel Minze garnieren, die restliche Soße dazu reichen.

Backwaren und Brot

Oliven-Erdnussbrot

Für eine Kastenform 21 cm

60 g schwarze Oliven ohne Stein
60 g Erdnüsse, geröstet und gesalzen
500 g Weizenmehl
280 ml kaltes Wasser
30 ml Olivenöl
18 g frische Hefe
10 g feines Meersalz
Pfeffer
Olivenöl

Die Oliven auf ein mit Backpapier belegtes Blech legen und bei ca. 60 Grad trocknen. Anschließend fein hacken. Die Erdnüsse grob hacken. Mehl, Wasser, Öl, Hefe und Meersalz ca. 5 Minuten lang verkneten. Oliven und Erdnüsse dazugeben und ca. eine Minute weiter kneten.

Den Teig in einer verschließbaren, mit Öl eingefetteten Dose bei ca. 30 Grad im Backofen für eine Stunde warm stellen. Anschließend ausbreiten und von außen nach innen wie ein Geschirrtuch falten. Erneut in der Dose für 30 Minuten warm stellen. Faltvorgang noch einmal wiederholen und wieder 30 Minuten in der Dose ruhen lassen. Teig anschließend länglich ausbreiten, mit etwas Olivenöl einreiben, etwas Pfeffer aus der Mühle darauf geben und ihn von der langen Seite einrollen.

Die Teigstange diagonal auf das mit Backpapier belegte Blech legen, mit einem Tuch abdecken und bei Zimmertemperatur für eine Stunde ruhen lassen. Inzwischen den Backofen auf 250 Grad vorheizen. 10 Minuten vor dem Einschieben den Teigling mit Olivenöl einpinseln und wie ein Baguette einschneiden.

Den Backofen gut schwaden und das Brot für 10 Minuten auf 250 Grad, dann für 30 Minuten auf 250 Grad und zum Schluss auf 220 Grad backen. Während der ersten 10 Minuten den Backofen 3 bis 4 Mal gut schwaden. Sollte es zu schnell dunkel werden, mit Alufolie abdecken.

Olivenbrot mit Orange-Minze-Geschmack

Für einen Laib

500 g Mehl
80 ml Olivenöl
1 Würfel frische oder 1 P. Trockenhefe
160 ml Orangensaft
1 Bioorange
500 g schwarze Oliven, entsteint
½ Handvoll Minze
1 Zwiebel, Salz

Die Hefe mit 1 TL Zucker in etwas warmem Wasser auflösen. 10 Minuten stehen lassen, bis die Mischung beginnt zu schäumen. In der Zwischenzeit eine Orange auspressen und die Schale abreiben.

Mehl und Olivenöl der Hefemischung hinzufügen, den Orangensaft angießen, die Schale hinzufügen. Gut durchkneten, falls es zu trocken und krümelig ist, mehr warmes Wasser hinzufügen. Der Teig muss ähnlich wie Knetmasse sein. Mindestens 60 Minuten lang an einem warmen, zugfreien Ort gehen lassen.

Die Oliven hinzugeben, die Zwiebel in kleine Würfel hacken, die Minze ebenfalls zerkleinern, außerdem 1–2 TL Salz hinzugeben, wieder kneten und den Teig erneut ruhen lassen.

Nach der Ruhephase aus dem Teig einen Laib formen, er muss sehr fest sein. Bei 160 Grad goldbraun backen.

Brötchen

Dinkel-Olivenbrötchen mit Feta

Ergibt 12 Brötchen

60 g schwarze Oliven, entsteint
60 g getrocknete Tomaten, in Öl eingelegt
100 g Feta
100 ml Sahne
Für den Hefeteig:
375 g Dinkelmehl
1 P. Trockenhefe
1 TL Salz
1 Eiweiß
150 g Crème fraîche
5 EL Olivenöl
5 EL Milch
1 Eigelb
1 EL Milch
Sesam
geriebener Käse

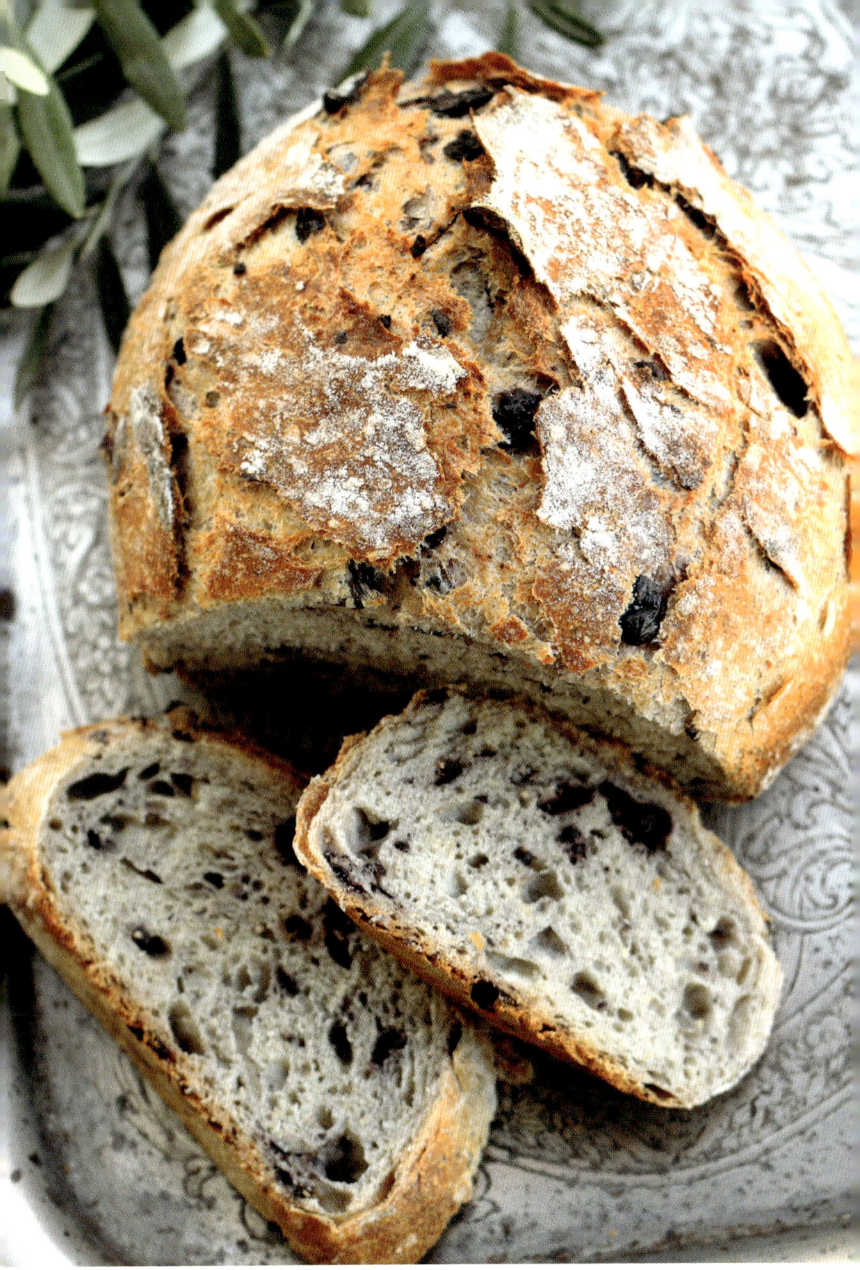

^ Oliven und Olivenöl schmecken auch hervorragend im Brot.

Ein Backblech mit Backpapier belegen und den Backofen auf 180 Grad vorheizen.

Für die Füllung den Feta mit der Sahne vermischen, die Oliven und Tomaten klein schneiden und ebenfalls mit dem Feta vermischen.

Für den Hefeteig Mehl und Trockenhefe in einer Schüssel gut vermischen. Salz, Eiweiß, Crème fraîche, Olivenöl und Milch hinzufügen und mit dem Knethaken des Mixers zu einem glatten Teig verarbeiten. Den Teig in 12 Stücke aufteilen, zu Kugeln formen. Jede Teigkugel auf einer bemehlten Arbeitsfläche zu einem Kreis drücken. Jeweils in die Mitte 1 EL der Feta-Sahne-Füllung geben, darüber den Teig wieder zusammendrücken, sodass die Füllung eingeschlossen ist. Die Teigstücke mit der Naht nach unten auf das Backblech legen.

Das Eigelb mit der Milch verrühren und die Brötchen damit bestreichen. Nach Belieben mit Sesam oder geriebenem Käse bestreuen. Auf mittlerer Schiene ca. 20 Minuten backen.

Oliven-Zwiebel-Brötchen

Über Nacht ruhen lassen

Ergibt ca. 8 Brötchen

Für den Vorteig

200 g Weizenmehl

200 g Wasser

1 TL Olivenöl

Für den Teig:

100 g Weizenmehl

10 g Hefe

50 ml Wasser

50 g grüne Oliven, entsteint und gehackt

2 TL Zwiebeln, geröstet

10 g Salz

5 EL Olivenöl

Die Zutaten für den Vorteig ca. 8 Minuten intensiv kneten und in einer Plastiktüte gut verschlossen über Nacht bei Zimmertemperatur ruhen lassen.

Den Vorteig und die Zutaten für den Teig, außer Oliven und Zwiebeln, 10 Minuten lang intensiv kneten und ca. 1 Stunde in der Plastiktüte, gut verschlossen, ruhen lassen.

Den Teig halbieren, in verschiedene Schüsseln geben und jeweils in einer Schüssel Oliven und in der anderen die Zwiebeln untermischen. Alles erneut für ca. 30 Minuten ruhen lassen.

In der Zwischenzeit den Backofen auf 250 Grad vorheizen. Ein Backblech mit Backpapier belegen. Mit einem Löffel die Teige portionsweise auf das Blech fallen lassen.

Den Ofen gut schwaden und das Blech einschieben. Ca. 20–25 Minuten auf gleicher Temperatur backen.

Kuchen und Gebäck, herzhaft

Herzhafter Olivenkuchen

Für eine Kastenform

100 g Greyerzer Käse

2 Scheiben Kochschinken

250 g Mehl

1 TL Backpulver

150 ml trockener Weißwein

4 Eier

150 ml Olivenöl

100 grüne Oliven, entsteint

Salz, Pfeffer

Den Backofen auf 175 Grad vorheizen.

Den Käse raspeln, den Schinken grob zerkleinern. Mehl und Backpulver vermischen. Den Wein mit den Eiern schaumig schlagen, das Öl unterrühren und die Mehlmischung hinzugeben. Die Oliven, den Käse und den Schinken unterheben. Mit Salz und Pfeffer gründlich abschmecken. In eine Kastenform füllen und ca. 45 Minuten auf mittlerer Schiene backen.

Olivenschnecken mit Basilikum

Ruhezeit ca. 2 Stunden

Für 24 Stück

½ Würfel Hefe
1 Prise Zucker
125 ml lauwarmes Wasser
300 g Mehl
1 TL Salz
1 Ei
6 EL Olivenöl
100 g Mandeln, gehackt
150 g schwarze Oliven, entsteint
1 Bund Basilikum
1 Knoblauchzehe
200 g Magerquark
1 Ei

Hefe und Zucker in dem Wasser auflösen, 15 Minuten zugedeckt gehen lassen. Mehl, Salz, Ei und Öl mit dem Hefeansatz verkneten. Den Teig zugedeckt etwa 45 Minuten gehen lassen.

Die Oliven etwa so klein hacken wie die Mandeln. Die Knoblauchzehe schälen. Das Basilikum waschen, trocknen und mit dem Knoblauch klein schneiden. Den Quark mit Mandeln, Oliven, Ei und Kräutermischung verrühren. Den Teig auf einem mit Backpapier ausgelegten Blech etwa 40 × 40 cm groß ausrollen und mit der Quarkmasse bestreichen. Dabei an einer Seite einen Rand von 2 cm freilassen. Aufrollen und mit einem scharfen Messer 24 Schnecken abschneiden. Das Ei verquirlen, die Schnecken damit bepinseln und weitere 30 Minuten gehen lassen.

Die Schnecken bei 200 Grad ca. 20 Minuten backen.

Kuchen und Gebäck, süß

Kourabiedes (Griechisches Weihnachtsgebäck)

Ergibt ca. 60 Stück

450 ml Olivenöl
110 g Zucker
4 EL Cognac
Zimt
1 Ei
1 Eigelb
100 g geriebene Mandeln
450 g Mehl
Puderzucker

Den Backofen auf 180 Grad vorheizen.

Olivenöl und Zucker schaumig rühren. Cognac, Zimt, Ei, Eigelb, Mandeln und Mehl dazugeben und gründlich vermischen. Aus der Masse Bällchen formen und bei mittlerer Hitze ca. 20 Minuten backen. Die lauwarmen Bällchen in Puderzucker wälzen.

Olivenöl-Apfelkuchen mit Frischkäsecreme

Für eine 20 cm große Springform

Für den Teig:

80 g Sultaninen
4 EL Wasser
280 g Mehl
½ TL Zimt
¼ TL Salz
½ TL Backpulver
1 ¼ TL Natron
120 ml Olivenöl
160 g Zucker
½ Vanilleschote
2 Eier
3 saure Äpfel (z. B.: Boskop)
Abrieb von einer Biozitrone
2 Eiweiß

Für die Creme:

70 g Butter, zimmerwarm
35 g Puderzucker
25 g Honig
175 g Frischkäse, zimmerwarm

Eine 20 cm große Springform einfetten und mit Mehl bestäuben. Den Backofen auf 170 Grad vorheizen.

Die Sultaninen mit dem Wasser in einen kleinen Topf geben und köcheln lassen, bis das Wasser aufgesogen ist. Mehl, Zimt, Salz, Backpulver und Natron in einer Schüssel vermischen und beiseite stellen. Öl und Zucker in einer Schüssel vermengen. Die

Vanilleschote mit einem Messer aufschlitzen und das Mark ausschaben, dazugeben. Nach und nach die Eier hinzufügen.

Die Äpfel schälen und in 1 cm große Würfel schneiden. Dann Apfelwürfel, Sultaninen und Zitronenabrieb und zuletzt die Mehlmischung unterrühren. Die Eiweiße steif schlagen und in zwei Portionen unterheben. Den Teig in die Form füllen, glattstreichen und für ca. 1½ Stunden backen. Mit einem Holzstäbchen prüfen, ob kein Teig mehr hängen bleibt, dann aus dem Ofen holen und auskühlen lassen.

Für die Creme Butter, Puderzucker und Honig luftig schlagen, dann den Frischkäse beimengen und rühren, bis alles glatt ist. Mit einem Kuchenspatel auf dem Kuchen verteilen.

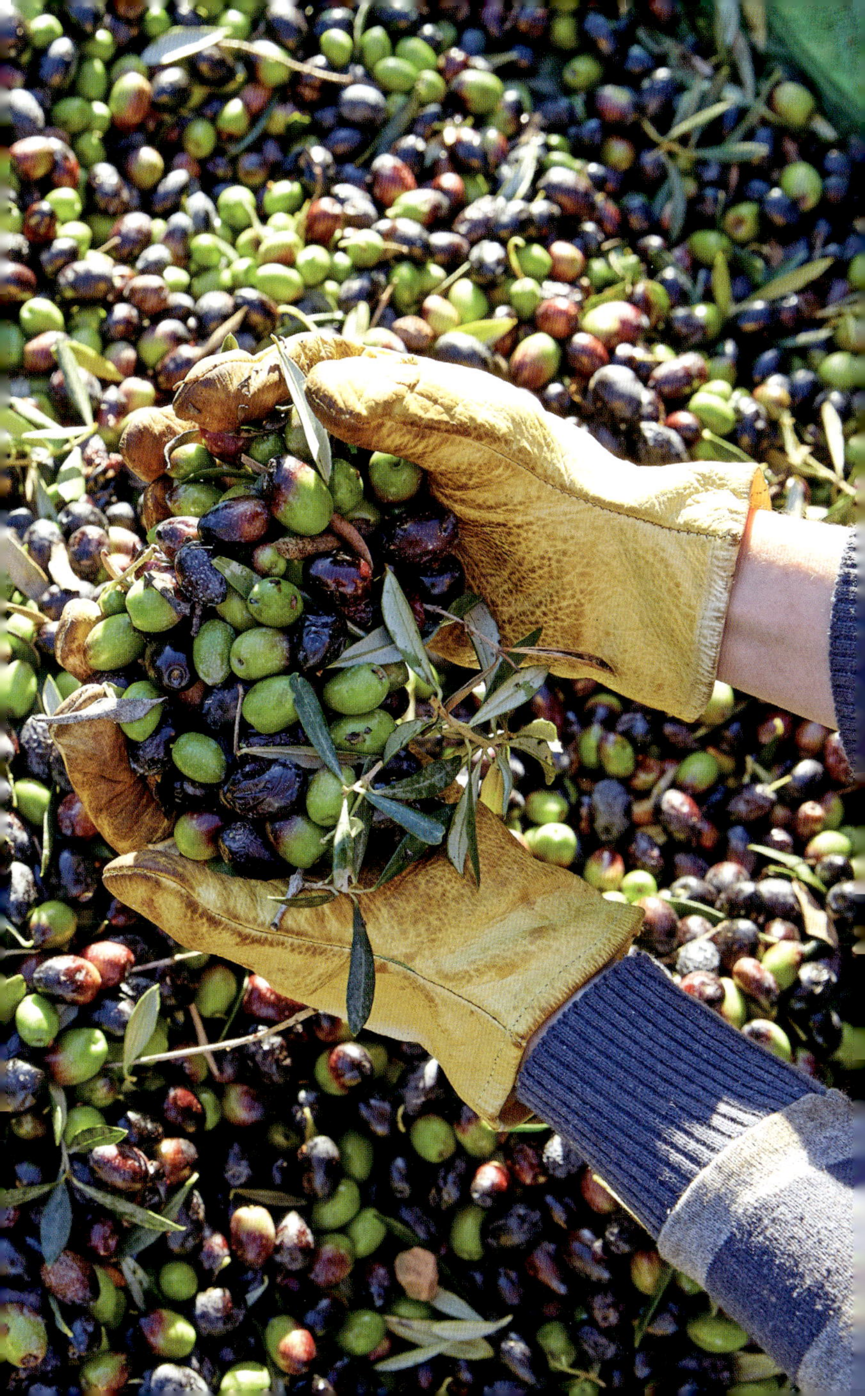